CATALOGUE

DU

MUSÉE ANATOMIQUE

DE LA FACULTÉ DE MÉDECINE

DE STRASBOURG.

PAR

C. H. EHRMANN,

Professeur d'anatomie, Directeur du Musée.

MUSÉE ANATOMIQUE

DE LA

FACULTÉ DE MÉDECINE DE STRASBOURG.

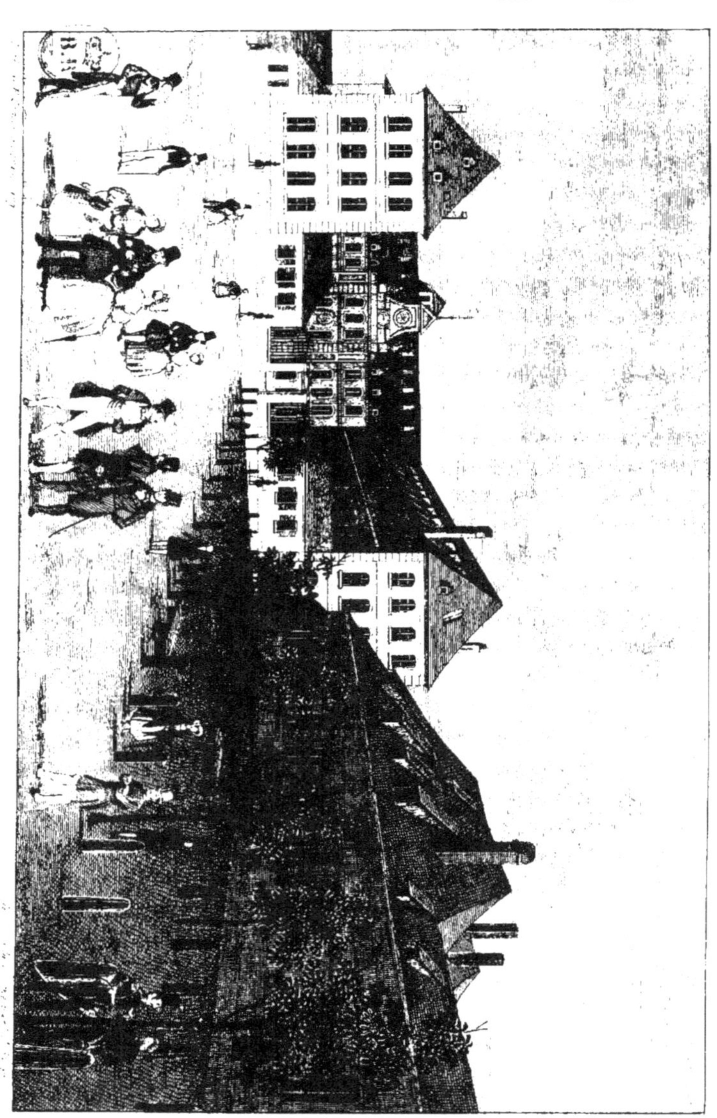

MUSÉE ANATOMIQUE

DE LA

FACULTÉ DE MÉDECINE DE STRASBOURG,

OU

CATALOGUE MÉTHODIQUE

DE SON CABINET D'ANATOMIE PHYSIOLOGIQUE, COMPARÉE
ET PATHOLOGIQUE ;

AVEC INDICATION DES OUVRAGES, MÉMOIRES ET OBSERVATIONS, OÙ SE
TROUVENT CONSIGNÉES LES HISTOIRES DES MALADIES QUI SE RAPPORTENT
AUX DIFFÉRENTES PRÉPARATIONS QUE RENFERME CETTE COLLECTION.

PAR

C. H. EHRMANN,

Professeur d'anatomie, Directeur du Musée.

Imprimé par ordre de la Faculté.

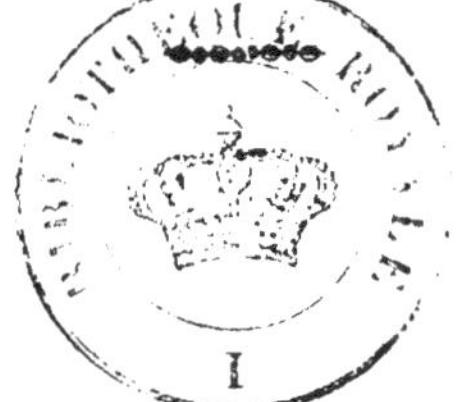

STRASBOURG,

De l'imprimerie de F. G. LEVRAULT, imprimeur de la Faculté.

1837.

RAPPORT

Fait à la Faculté de médecine, le 15 octobre 1837, sur les accroissements de son Muséum anatomique.

Messieurs et chers collègues,

Le Musée anatomique de la Faculté de médecine de Strasbourg, provenant de l'ancienne Université de cette ville, ne se composait, dans l'origine, que d'un petit nombre de préparations, dont les principales avaient été fournies par les prosecteurs May et Hommel, qui vécurent vers le milieu du siècle dernier. Quelques centaines de pièces existaient, lorsque, après la révolution, les écoles de santé furent rétablies en 1794, et que l'enseignement avait repris son cours. Thomas Lauth, alors professeur d'anatomie, possesseur d'un cabinet particulier, le réunit à celui de l'école, et ajouta par ce don généreux à la valeur et à l'intérêt de la collection. D'autres médecins de la ville suivirent cet exemple, et les travaux anatomiques, entrepris successivement par Lobstein, Sultzer, Brossé, Uebersaal, Grauel et Gustave Lauth, tous prosecteurs, ajoutèrent de nouvelles richesses à notre Musée.

Attaché depuis vingt ans à la Faculté, et m'étant voué par goût et par devoir à l'étude et à l'enseignement de l'anatomie, j'ai fait tous mes efforts pour recueillir ce qui, pendant mes dissections, présentait quelque intérêt, et surtout pour rassembler des pièces qui offriraient des altérations organiques de tous les genres, et auxquelles j'ai cherché à joindre les histoires des maladies. J'ai été précédé dans ce travail par notre excellent collègue, le professeur LOBSTEIN, qui, s'étant livré pendant longues années à l'étude de l'anatomie pathologique, a commencé par cette branche sa carrière d'enseignement à la Faculté. La chaire avait été créée pour lui, et c'est à l'illustre CUVIER que nous avons dû ce perfectionnement dans l'instruction médicale. Dans son Compte rendu sur l'état du Muséum anatomique, publié, il y a dix-sept ans, mon honorable et savant prédécesseur a fait connaître les richesses de nos collections, et fait ressortir tout l'avantage que l'on en peut tirer pour la science et pour l'instruction. Cette publication a été bientôt suivie de deux suppléments, qui mentionnaient les accroissements du Musée pendant les années 1822 à 1825. Depuis cette époque, plusieurs centaines de préparations ont été déposées dans ce Cabinet, et sont venues accroître les séries destinées à faire connaître la structure et les altérations des appareils organiques. Ces nombreuses pièces attestent le zèle infatigable de nos chefs des travaux anatomiques et de nos prosecteurs; elles donnent la mesure des soins que mettent les professeurs de clinique, les médecins et chirurgiens de l'hospice, ainsi que les autres médecins praticiens, à contribuer, par leurs recherches cadavériques, à l'accroissement de nos collections.

Un prix d'anatomie pratique, fondé depuis quelques

années par la Faculté, sur ma proposition, a stimulé le zèle des élèves, et leur a inspiré le goût de l'anatomie fine. Les belles préparations qu'ils ont fournies et qui sont devenues propriété de la Faculté, sont autant de preuves d'adresse et de patience, et constituent un des beaux ornements du Musée. Lors du concours pour la place de *chef des travaux anatomiques ,* M. le docteur Bach a présenté un grand nombre de pièces remarquables, préparées et montées avec un soin infini, et dans les dernières années de sa vie, Alex. Lauth, que la science a malheureusement perdu trop tôt, a enrichi le Cabinet de plusieurs séries de préparations, que la Faculté conserve comme un monument précieux de savoir et d'habileté, et que l'étranger nous envie. Toutes ces richesses sont le fruit des travaux d'un petit nombre d'hommes.

La collection, telle qu'elle existe aujourd'hui, augmentée d'un si grand nombre de pièces nouvelles, m'a semblé susceptible d'être classée d'une manière plus méthodique, en groupant les divers appareils organiques et en les considérant successivement, 1.° à l'état physiologique chez l'homme et chez les animaux; 2.° à l'état d'anomalie de forme, de position et de développement; 3.° à l'état pathologique, c'est-à-dire, avec altération de structure et de tissu. De cette manière il sera facile de suivre les divers degrés de l'aberration du type normal, de distinguer ce qui tient aux arrêts de développement, aux vices de première conformation, aux monstruosités en général, et d'étudier, sur des séries correspondantes, les changements que subissent les organes par suite de maladies, et les nombreuses transformations qui viennent remplacer les tissus primitifs.

Le Cabinet étant distribué d'après ces principes, et le nouveau catalogue, dont vous avez ordonné l'impression, appelant sur lui la publicité, l'étude de l'anatomie physiologique, comparée et pathologique, doit devenir plus facile, puisque les comparaisons pourront être mieux établies, et qu'un coup d'œil général permettra de considérer le tout dans son ensemble.

Indépendamment des nombreuses préparations, nous conservons dans notre Musée des observations manuscrites, rédigées avec soin, qui se rapportent aux diverses pièces, soit sèches, soit conservées dans de l'esprit de vin; elles sont déposées dans une série de cartons, où elles peuvent être consultées. Un choix de dessins coloriés ou non, et dont le nombre est considérable, appartient plus particulièrement aux pièces dont il était important de conserver les couleurs et la configuration qu'elles avaient à l'état frais. Un seul numérotage pour toutes les divisions de notre collection facilitera d'une part les recherches, et permettra, d'une autre part, de rattacher les préparations qui viendraient par la suite, aux numéros primitifs, sans détruire l'ordre et la simplicité de la classification.

E H R M A N N.

MUSÉE ANATOMIQUE

DE LA

FACULTÉ DE MÉDECINE DE STRASBOURG.

APPAREIL OSSEUX.

Anatomie physiologique.

Squelettes.
Crânes.
Os séparés.
Vertèbres crâniennes d'après différents auteurs.
Structure et analyse des os.

Observations générales.

Dans la partie physiologique de l'appareil osseux, indépendamment des nombreux os séparés, bien desséchés et bien blanchis, le Cabinet renferme un squelette entier d'homme, d'une taille gigantesque ; des squelettes de jeunes sujets et de fœtus à divers degrés de développement ; des têtes de fœtus servant à démontrer les variétés de forme des fontanelles ; une série de têtes provenant d'individus de différentes nations ; des colonnes vertébrales entières et désarticulées, d'autres sciées dans le sens de leur longueur ; des bassins d'homme et de femme, avec leurs caractères distinctifs. Comme pièce historique mérite d'être citée une tête désarticulée, préparée par les mains du célèbre ALBINUS, professeur d'anatomie à Leyde : elle fut remise par lui-même à l'illustre GAUBIUS, offerte ensuite à l'ancienne Université

1

de Strasbourg, pour être déposée dans son Cabinet, par M. Léonard Mancel, docteur en médecine de cette Université, jadis chirurgien en chef de l'hôpital militaire de Mæstricht.

Le développement des os peut être étudié sur un assez grand nombre de pièces injectées. La présence et la distribution des vaisseaux sanguins y est rendue apparente par des préparations préliminaires que l'on a fait subir aux os, et qui consistait à les plonger, après l'injection, dans de l'eau acidulée, puis dans de l'essence de térébenthine.

Nous conservons des pièces où le tissu capillaire vasculaire est très-apparent dans la substance compacte des os longs d'adulte.

Les extrémités articulaires des os, les cartilages d'incrustation, injectés et coupés par tranches, démontrent l'existence d'un grand nombre de vaisseaux sanguins dans des tissus qui, au premier aspect, semblent en être dépourvus.

Les gros troncs veineux rampant dans l'épaisseur du tissu diploïque et remplis de matière à injection, donnent une idée de la ténuité de leurs tuniques et de leur manière d'être à l'égard de leur origine et de leur terminaison.

Squelettes et crânes.

N.^{os} d'ordre.

1 à   6. Squelettes entiers, naturels et artificiels, d'adultes; 6 pièces.

7 à   9. Squelettes entiers, naturels et artificiels, de jeunes sujets; 3 pièces.

10 à   24. Squelettes entiers, naturels et artificiels, de fœtus; 13 pièces.

25 à   56. Têtes entières d'adultes de différents âges et de diverses nations; 31 pièces.

57 à   60. Têtes entières d'adultes, marquées suivant le système du docteur Gall; 4 pièces.

61. Tête entière d'adulte, marquée d'après le docteur Spurzheim.

62 à   70. Têtes entières de fœtus; 9 pièces.

71 à   76. Têtes divisées par le milieu par une section verticale; 6 pièces.

77 à 80. Têtes sciées horizontalement avec leurs calottes; 4 pièces.

81 à 86. Têtes entières sans les os qui composent la face; 6 pièces.

87. Os de la face réunis.

88 à 108. Calottes de crânes avec différentes nuances dans leur configuration; 20 pièces.

109 à 111. Têtes désarticulées, entières, d'adultes; 3 pièces.

112. Tête désarticulée, préparée par le célèbre ALBINUS.

113. Tête désarticulée de fœtus.

Os du crâne séparés.

114. Os frontaux d'adultes et de fœtus; 28 pièces.

115. Os pariétaux d'adultes et de fœtus; 52 pièces.

116. Os occipitaux d'adultes et de fœtus; 17 pièces.

117. Os temporaux d'adultes; 27 pièces.

118. Os temporaux de fœtus; 8 pièces.

119. Os sphénoïdaux d'adultes; 16 pièces.

120. Os sphénoïdaux de fœtus; 6 pièces.

121. Os ethmoïdaux d'adultes et de fœtus; 14 pièces.

Os de la face séparés.

122. Os maxillaires supérieurs d'adultes; 34 pièces.

123. Os maxillaires supérieurs de fœtus; 4 pièces.

124. Os de la pommette d'adultes; 25 pièces.

125. Os de la pommette de fœtus; 4 pièces.

126. Os du palais; 21 pièces.

127. Os unguis; 6 pièces.

128. Os propres du nez; 55 pièces.

129. Cornets inférieurs; 28 pièces.

130. Vomers; 19 pièces.

131. Mâchoires inférieures d'adultes; 36 pièces.

132. Mâchoires inférieures de fœtus; 13 pièces.

133. Treize cartons renfermant quantité de dents de toute espèce;
13 pièces.

Os du tronc séparés.

134. Os hyoïdes avec et sans larynx; 10 exemplaires.

135 à 139. Colonnes vertébrales entières, avec leurs ligaments;
5 exemplaires.

140 à 143. Colonnes vertébrales séparées; 4 pièces.

144. Vertèbres de toute espèce, séparées; 49 pièces.

145. Sternums avec et sans les cartilages des côtes; 8 pièces.

146 à 149. Quatre collections de côtes d'adultes; 4 exemplaires.

150. Une suite de côtes d'embryon ⎫
151. Une suite de côtes d'embryon ⎬ d'âges différents.

Os des extrémités séparés.

152. Extrémités supérieures et entières de fœtus; 3 pièces.

153. Clavicules d'adultes et de fœtus; 12 pièces.

154. Omoplates d'adultes et de fœtus; 12 pièces.

155. Humérus d'adultes et de fœtus; 11 pièces.

156. Cubitus d'adultes et de fœtus; 13 pièces.

157. Radius d'adultes et de fœtus; 9 pièces.

158 à 160. Os de la main : carpe, métacarpe, phalanges, séparés; 3 exemplaires.

161 à 164. Os de la main, du carpe et du métacarpe articulés;
4 exemplaires.

165 à 181. Bassins entiers d'adultes et de fœtus; 16 pièces.

182. Os innominés d'adultes et de fœtus; 18 pièces.

183 à 192. Os sacrum d'adultes et de fœtus; 9 pièces.

193. Os du coccyx d'adultes et de jeunes sujets; 6 exemplaires.

194. Os de la cuisse d'adultes et de fœtus; 15 pièces.

195. Os de la jambe, tibias d'adultes et de fœtus; 13 pièces.

196. Péronés d'adultes et de fœtus; 9 pièces.

N.ᵒˢ d'ordre.

197. Rotules; 8 pièces.

198 à 200. Os du pied : tarse, métatarse et phalanges, séparés; 3 exemplaires.

201 à 205. Pieds articulés entiers; 5 pièces.

206. Deux cartons remplis d'os sésamoïdes; 2 pièces.

Vertèbres crâniennes.

D'après MECKEL.

207. Première vertèbre, postérieure, formée par l'occipital.

208. Seconde vertèbre, moyenne, formée par la sphénoïde et le frontal.

209. Troisième vertèbre, antérieure et supérieure, formée par les temporaux et les pariétaux.

210. Quatrième vertèbre, antérieure et inférieure, formée par l'ethmoïde.

D'après OKEN et BOJANUS. Quatre vertèbres céphaliques :

211. 1.ᵖ Vertèbre auriculaire;

212. 2.ᵖ   —   gustative;

213. 3.ᵖ   —   oculaire;

214. 4.ᵒ   —   olfactive.

D'après CUVIER. Trois ceintures crâniennes :

215. 1.ʳᵉ Ceinture formée par l'occipital;

216. 2.ᵉ   —   formée par le sphénoïde et les deux pariétaux;

217. 3.ᵉ   —   formée par le frontal et l'ethmoïde.

218. Tête entière désarticulée, mais dont les différents os sont en rapport entre eux et maintenus à une certaine distance les uns des autres, au moyen de fils métalliques (par EKERT).

Pièces servant à la démonstration de la structure des os.

219. Os longs et larges, sciés dans différentes directions; 12 pièces.

220 à 224. Pièces d'os avec des épiphyses; 5 exemplaires.

225. Épiphyses séparées; 4 pièces.

N.ᵒˢ d'ordre.

226. Portions d'os calcinés ; 20 pièces.

227. Os ayant séjourné dans de l'acide nitrique ; 8 pièces.

228. Os dépourvus de matière calcaire ; 4 pièces.

229. Os de la tête de fœtus offrant l'aspect fibreux ; 8 pièces.

230. Colonne vertébrale de fœtus conservée dans de l'esprit de vin.

Vaisseaux des os.

231. Os du bassin d'un fœtus injectés, conservés dans de l'esprit de térébenthine, après avoir été soumis pendant quelque temps à l'action d'un acide affaibli.

232. Périoste et os longs de fœtus injectés, préparés de la même manière.

233. Péricrâne injecté.

234. Os longitudinaux injectés et sciés.

235. Os de fœtus injectés et dépouillés de leur périoste.

236. Os et cartilages de fœtus injectés et coupés par tranches.

237. Cartilages de jeunes sujets injectés, coupés par tranches.

238. Os larges de fœtus, richement injectés et conservés dans de l'esprit de térébenthine.

239. Périoste du fémur injecté.

240. Périoste des os de la jambe injecté.

241. Artères rampant sur la surface du tibia.

242. Canaux veineux des os du crâne, injectés.

Préparation de ligaments.

243. Ligaments entre la tête, la 1.ʳᵉ et la 2.ᵉ vertèbre cervicale.

244. Ligaments de la colonne vertébrale.

245. Ligaments des côtes.

246. Ligaments et articulations de l'extrémité supérieure.

247. Ligaments et articulations de l'extrémité inférieure.

(Les n.ᵒˢ 243 à 247 sont conservés dans de l'esprit de vin.)

248. Ligaments du coude et capsule fibreuse de l'articulation
huméro-cubitale desséchés, conservant de la flexibilité
au point de permettre les mouvements de cette jointure.
249. Ligaments de la main avec les tendons des muscles, les
gaines aponévrotiques, les anneaux ligamenteux, etc.;
2 exemplaires.

---

*Anomalies de forme et de direction, sans alté-
ration de structure; vices de première conformation; arrêt de développement des os, con-
sidérés : à la tête, au tronc et aux extrémités.*

Têtes :

pointues,

comprimées latéralement,

à sommet aplati,

à sutures effacées,

croisées,

obliques,

avec de nombreux os wormiens,

allongées d'avant en arrière,

d'épileptiques,

de suicidés,

d'aliénés,

d'hydrocéphales,

d'idiots.

Tronc, colonne vertébrale;

gibbosités:

latérale, scoliose,

en arrière, kyphose.

en avant, lordose.

Bassins :

    variables dans l'étendue des diamètres aux détroits su-
        périeur et inférieur,

    obliques,

    avec écartement de la symphyse des pubis.

Sternums difformes :

    figurés en fer à cheval.

Côtes :

    fourchues.

Pieds bots :

    de fœtus,

    d'adulte (*Vari, Valgi*).

Les pièces se rapportant à ce cadre démontrent :

Quant à la *conformation de la tête*, que les obliquités peuvent exister à tout âge et ne prouvent point un défaut d'intelligence ; que la dimension du grand trou occipital n'est point en rapport avec le volume et les dimensions de la tête ; que les fontanelles du crâne peuvent encore exister sur des enfants de quatre à cinq ans ; que quelques-unes des têtes d'aliénés offrent des changements de forme, tels qu'étroitesse, obliquité, et que d'autres fois elles ne présentent rien de particulier.

Quelques-unes des têtes d'épileptiques sont atteintes : d'ostéo-sclérose aux bosses frontales, d'ulcère au pariétal, au frontal et à la selle turcique, de raréfaction de la table externe des os du crâne. L'ustion de la tête d'un individu tombé sur un brasier ardent, dans un accès d'épilepsie, ne l'avait point guéri de la maladie ; il mourut de fièvre lente.

Les têtes d'hydrocéphales présentent tantôt un défaut d'ossification au milieu des os ; tantôt des os wormiens, logés dans les espaces membraneux ; tantôt la structure fibreuse des os est très apparente, comme, par exemple, à la circonférence des frontaux, pariétaux, de l'occipital.

Les gibbosités peuvent être de plusieurs espèces sur le même individu ; elles peuvent exister sans que le bassin soit mal conformé, tout comme elles se montrent avec et sans altération de structure des os.

Les bassins viciés dans leur forme et leur dimension, offrent, sous le rapport de la science et de l'art des accouchements, un intérêt particulier, et font connaître les différents types auxquels on les a réduits.

Le bassin qui avait appartenu à un individu âgé de quarante ans à peu près, et atteint d'extroversion de la vessie, avec absence de la paroi antérieure de cette poche, est séparé dans la symphyse, et les deux os pubis sont écartés de cinq pouces l'un de l'autre. (Voyez *Dissertation* de M. le docteur DE QUATREFAGES, *De l'extroversion, etc.*, Strasbourg, 1832.)

Les sternums perforés, fourchus, etc., dépendent d'un défaut d'ossification ou d'un développement arrêté dans cette partie du squelette. Ces anomalies appartiennent aux cas de diostématies ou vices de conformation, provenant d'un hiatus ou fente sur la ligne médiane du corps et qui favorise le déplacement thoracique du cœur. (*Ectopia pectoralis cordis.*)

Les pieds bots, avec leurs différentes variétés, peuvent être étudiés sur des pièces provenant d'adultes et d'enfants. Ils ont été examinés et décrits. (Voyez *Mémoire* de M. le professeur STOLTZ ; *Journ. de la soc. des sc., agric. et arts*, 1829, et *Dissert.* de M. le docteur HELD, Strasbourg, 1836.)

Anomalies de forme et de direction, considérées à la tête.

N.os d'ordre.

250. Squelette naturel d'un nain, âgé de cinquante-cinq ans.

251. Squelette d'un garçon de trois ans, d'une taille trop petite pour son âge ; ossification très-peu avancée des os de la tête.

252. Tête pointue, à angle facial très-aigu.

253. Tête pointue, à angle facial très-aigu; facultés intellectuelles non altérées.

254. Tête comprimée latéralement; suture sagittale ossifiée;
os wormiens entre la partie écailleuse des temporaux,
les pariétaux et le sphénoïde.

255. Tête à front aplati, très-déprimé.

256. Tête à sommet aplati.

257. Tête d'un Polonais ayant les condyles de l'occipital saillants
et le grand trou occipital très-large.

258. Tête de vieillard : sutures sagittale et lambdoïde effacées;
alvéoles oblitérés; condyles de l'occipital aplatis et
enfoncés.

259. Tête croisée d'une vieille femme, d'un poids très-léger.

260. Tête croisée : apophyses mastoïdes extrêmement prononcées.

261. Tête d'un jeune sujet, sans saillie occipitale.

262. Base du crâne affectée d'obliquité de droite à gauche.

263. Tête oblique de gauche à droite.

264. Tête un peu déviée de gauche à droite; nez écrasé et
aplati; os zygomatiques saillants.

265. Tête de vieillard à sutures presque effacées, d'un poids
léger; bord de la mâchoire supérieure sans alvéoles;
condyles de l'occiput peu saillants.

266. Tête oblique et légère.

267. Tête oblique de gauche à droite.

268. Tête oblique de droite à gauche (d'un ivrogne et escroc).

269. Tête oblique de droite à gauche; occiput saillant.

270. Tête très-oblique d'un enfant de cinq ans; persistance de
la fontanelle antérieure.

271. Tête croisée, oblique de gauche à droite; apophyse basi-
laire garnie d'un tubercule articulaire.

272. Tête ayant l'occipital très-saillant et un grand nombre d'os
wormiens dans la suture lambdoïde; 2 exemplaires.

273. Tête avec des os wormiens à l'endroit de la grande et de la petite fontanelle.

274. Tête avec des os wormiens très-considérables dans la branche gauche de la suture lambdoïde.

275. Tête à sommet conique; os du crâne très-épais.

276. Tête pointue (en forme de bonnet chinois); nulle trace de suture aux os du crâne.

277. Tête très-allongée d'avant en arrière, étranglée dans son milieu.

278. Tête de fœtus irrégulière, déjetée de droite à gauche; absence de la petite fontanelle (avec description).

279. Tête à front proéminent; occiput saillant; crête occipitale tranchante; trou occipital un peu étroit.

280. Tête à front aplati; angle facial saillant.

281. Tête à front aplati; angle facial aigu; 2 pièces.

282. Tête ronde comme une boule, ayant le diamètre occipito-frontal plus court que dans l'état naturel.

283. Tête ayant les bosses pariétales très-saillantes (tête carrée).

284. Tête ayant le diamètre occipito-frontal très-allongé.

285. Tête ayant le diamètre occipito-frontal très-allongé et le sommet écrasé.

286. Tête ayant les condyles de l'occiput très-saillants, et le grand trou occipital étroit.

287. Calotte de crâne extrêmement allongée.

288. Structure singulière de l'os occipital; son angle supérieur formé par un os wormien.

289. Tête d'épileptique, n'offrant rien de particulier dans la conformation; selle turcique intacte. (Observation contraire à celle de Wenzel.)

290. Tête d'aliéné.

291. Tête d'aliéné.

292. Tête d'une aliénée (espagnole).

293. Face déjetée de gauche à droite.

N.^{os} d'ordre.

294. Développement irrégulier de la mâchoire inférieure dans sa moitié droite.

295. Tête oblique de droite à gauche d'un homme aliéné, devenu parricide dans un accès de manie. (Voyez Rapport sur les travaux anatomiques exécutés à l'amphithéâtre d'anatomie, par Lobstein, page 64.)

296. Tête d'un suicidé.

297. Tête d'une femme maniaque; saillie considérable à l'occiput. (Voyez Rapport sur les travaux exécutés à l'amphithéâtre d'anatomie, par Lobstein, page 66.)

298. Tête oblique de droite à gauche d'une femme maniaque. (Voyez Rapport sur les travaux anatomiques, par Lobstein, page 66.)

299. Base de crâne d'un idiot; cavité crânienne très-étroite.

300. Tête d'un garçon de cinq ans, idiot, sourd-muet, et paralysé des extrémités inférieures.

Têtes d'hydrocéphales.

L'hydrocéphalie, quelle que soit son origine, devient très-souvent dans le fœtus la cause d'un développement incomplet et arrêté des os du crâne et du cerveau. Des espaces membraneux, plus ou moins étendus, remplacent alors la boîte osseuse. Les os de la voûte sont écartés les uns des autres, amincis, et forment des saillies plus ou moins considérables. Les os wormiens, en très-grand nombre, viennent se développer dans les portions membraneuses, et restent parfois isolées, et d'autres fois se réunissent au moyen de sutures avec les os principaux. Sur l'une des têtes d'hydrocéphales, qui provient d'un individu qui était aussi maniaque, l'ossification s'est faite cependant d'une manière très-complète. Les os du crâne ont, pour ainsi dire, leur épaisseur normale dans toute leur étendue; les sutures sont très-bien marquées, et à l'endroit de la grande fontanelle se trouve un os wormien circulaire, de l'étendue d'une pièce de deux francs, et en connexion intime avec le coronal et les deux pariétaux.

N.ᵒˢ d'ordre.

300 *a*. Squelette et tête d'hydrocéphale d'un enfant mort à l'âge d'un an et que la mère avait nourri jusqu'à cette époque: la tête a deux pieds trois pouces de circonférence. (Don de M. le docteur CHAMPION, de Bar-le-Duc.)

300 *b*. Tête d'hydrocéphale : l'individu qui était aussi maniaque, est mort à vingt-deux ans.

300 *c*. Tête d'un enfant de onze ans, volumineuse, offrant dans la suture lambdoïde, dans la partie postérieure des pariétaux, et dans l'occipital beaucoup de points non ossifiés. (Don de M. le docteur CHAMPION, de Bar-le-Duc.)

300 *d*. Tête d'hydrocéphale : os wormiens très-nombreux dans la membrane qui remplit l'intervalle des sutures.

300 *e*. Tête d'un enfant attaqué d'hydrocéphale : un seul os wormien dans l'intervalle des sutures.

300 *f*. Tête d'un enfant de sept ans, atteint d'hydrocéphale (cette tête a vingt-sept pouces de circonférence).

301. Fente du palais osseux.

302. Dent canine placée hors rang.

303. Thorax avec onze côtes de chaque côté.

304. Côtes fourchues à leur extrémité antérieure; 4 exempl.

305. Sternum figuré en fer à cheval.

306. Sternum très-recourbé en arrière; 2 exemplaires.

307. Pieds bots d'un adulte.

308. Pieds bots d'un adulte, les muscles conservés.

Anomalies de forme et de direction, considérées au tronc.

Déviations, courbures de la colonne vertébrale, gibbosités.

309. Courbure latérale de la colonne vertébrale.

310. Gibbosité latérale sur une femme : bassin bien conformé.

311. Tronc d'une femme contrefaite: gibbosité postérieure et latérale (kyphose et scoliose); bassin ample; détroit supérieur trop incliné en avant. Diam. sacropub., 4 ¼ pouces.

312. Courbure latérale de la colonne vertébrale en forme d'*S*.

313. Courbure latérale de la colonne vertébrale.

314. Tronc d'un squelette d'homme, avec gibbosité postérieure (kyphose).

315. Courbure considérable de l'épine du dos, survenue à la suite du mal vertébral de Pott. (Don de M. le docteur Blum.)

316. Colonne vertébrale affectée de scoliose, sciée pour mieux faire voir la torsion des vertèbres. Le corps de ces os, antérieur dans la portion cervicale, devient externe et postérieur dans la région dorsale.

317. Courbure latérale et torsion singulière de la région inférieure de la colonne vertébrale; bassin régulier dans toutes ses dimensions.

318. Gibbosité postérieure à la suite de destruction de quelques vertèbres dorsales.

319. Morceau de colonne vertébrale affecté de gibbosité.

320. Morceau de la colonne vertébrale contourné par l'effet d'une gibbosité latérale; soudure des vertèbres entre elles; synostose des côtes du côté droit avec les vertèbres correspondantes.

321. Courbure en arrière (kyphose) de la partie moyenne de la colonne vertébrale, par suite de carie du corps des vertèbres; synostose d'une côte à ses vertèbres correspondantes.

322. Squelette d'une femme de cinquante et un ans, avec difformité extraordinaire de la colonne épinière; double scoliose de la colonne dorsale et lordose de la région cervicale.

323. Squelette d'un homme de soixante-dix ans, haut de quatre pieds huit pouces, avec courbure latérale et en arrière de la colonne vertébrale. La déviation commence déjà à la partie supérieure de la région dorsale, qui, comme

ployée en deux, fait une saillie très-considérable en
arrière et à gauche. Os des extrémités supérieures et
inférieures excessivement longs.

Variétés de forme et de direction du bassin, chez la femme.

324. Bassin de femme, large : diamètre sacropubien, 4 ¼ pouces ;
diamètre sciatique, 4 ½ pouces.

325. Bassin de femme, large transversalement : diamètre iliaque,
5 ½ pouces ; diamètre sciatique, 4 ½ pouces ; diamètre
sacropub., 5 pouces 7 lignes.

326. Bassin de femme, large dans son entrée : diamètre sacropub., 4 pouces 5 lignes ; diamètre iliaque, 4 pouces
1 ½ lignes.

327. Bassin de femme, large et évasé : diamètre sacropub., 4 p.
4 lignes ; diamètre sciatique, 5 ½ pouces.

328. Bassin de femme, large transversalement et un peu res-
serré d'avant en arrière : diamètre iliaque, 5 ½ pouces ;
diamètre sacropub., 3 pouces 7 lignes ; diamètre sciatique, 4 ½ pouces.

329. Bassin de femme régulier, mais large : diamètre sacropub., 4 pouces 4 lignes ; diamètre sciatique, 4 pouces
3 lignes.

330. Bassin de femme ayant le diamètre sacropub. allongé,
4 pouces 4 lignes, et le diamètre sciatique étroit,
3 pouces 9 lignes.

331. Bassin de femme trop large : diamètre sacropub., 4 pouces
8 lignes ; diamètre sciatique, 4 pouces 5 lignes.

332. Bassin de femme large et régulier : diamètre sacropub.,
4 pouces 8 lignes ; diamètre sciatique, 4 pouces 4 lig.

333. Bassin de femme large : diamètre sacropub., 4 pouces
3 lignes ; diamètre sciatique, 4 ½ pouces.

334. Bassin de femme assez régulier : diamètre sacropub., 4 ½
pouces ; diamètre sciatique, 4 pouces.

335. Bassin de femme, large : diamètre sacropubien, 4 pouces 5 lignes; diamètre sciatique, 4 ½ pouces.

336. Bassin de femme irrégulier : diamètre sacropub., 5 pouces 10 lignes; diamètre sciatique, 3 pouces 9 lignes.

337. Bassin de femme évasé au-dessus du détroit supérieur; trace de carie autour de l'articulation sacro-iliaque droite : diamètre sacropub., 3 pouces 9 lignes; diamètre sciatique, 3 ½ pouces.

338. Bassin de femme dont le détroit supérieur est trop peu incliné vers l'horizon, formant avec celui-ci un angle de 17° : diamètre sacropub., 3 pouces 3 lignes; diamètre sciatique, 4 pouces 9 lignes.

339. Bassin de femme : diamètre sacropub., 3 pouces 4 lignes; diamètre sciatique, 4 pouces 4 lignes.

340. Bassin de femme; détroit supérieur un peu irrégulier : diamètre sacropub., 3 pouces 5 lignes.

341. Tronc d'un squelette de femme : bassin dévié au détroit inférieur; distance entre le sacrum et l'ischion droit, 1 pouce 7 lignes.

342. Bassin de femme étroit dans son entrée : diamètre sacropub., 3 ¼ pouces; diamètre sciatique, 4 ½ pouces.

343. Bassin de femme étroit à son entrée, et large à sa sortie : diamètre sacropub., 3 pouces 1 ligne; diamètre sciatique, 4 ½ pouces.

344. Bassin de femme irrégulier dans son détroit supérieur : diamètre sacropub., 3 pouces 7 lignes; diamètre sciatique, 3 pouces 8 lignes.

345. Bassin de femme étroit dans son détroit supérieur : diamètre sacropub., 3 pouces 2 lignes; diamètre sciatique, 4 ½ pouces.

346. Bassin de femme irrégulier : diamètre sacropub., 3 pouces 7 lignes; diamètre sciatique, 3 ¼ pouces; colonne lombaire un peu déviée.

347. Bassin de femme, oblique dans son détroit supérieur :
diamètre iléo-sacro-cotyl. gauche, 4 pouces 3 lignes;
diamètre iléo-sacro-cotyl. droit, 4 pouces 6 lignes;
colonne lombaire déviée.

348. Bassin de femme, étroit : diamètre sacropub., 2 pouces
10 lignes; diamètre sciatique, 3 pouces 7 lignes.

349. Bassin de femme, étroit dans son détroit supérieur : diamètre sacropub., 3 pouces 3 lignes.

350. Bassin de femme, étroit à son entrée; large à la sortie :
diamètre sacropub., 2 pouces 10 lignes; diamètre
sciatique, 4 pouces 9 lignes; éminences iléo-pectinées
garnies d'épines osseuses. Dans l'accouchement, la tête
de l'enfant a été écrasée par le forceps.

351. Bassin de femme, étroit dans son détroit supérieur et large
dans l'intérieur : diamètre sacropub., 2 pouces 4 lignes;
diamètre sciatique, 4 pouces 3 lignes.

352. Bassin de femme, irrégulier dans son détroit supérieur :
un des diamètres obliques est de 3 pouces 11 lignes;
l'autre de 4 pouces 4 lignes.

353. Bassin de femme irrégulier : diamètre sacropub., 2 pouces
11 lignes; diamètre iléo-sacro-cotyl. droit, 2 pouces
6 lignes; le gauche, 2 pouces 10 lignes.

354. Bassin de femme, irrégulier par défaut de symétrie dans
le développement du sacrum (avec description).

355. Bassin de femme : diamètre transverse du détroit inférieur
très-grand.

356. Bassin de femme, dont les diamètres obliques du détroit
supérieur, n'ont pas la même dimension.

357. Bassin de femme, très-large à son détroit supérieur : diamètre sacropub., 5 pouces 6 lignes.

358. Bassin oblique dans sa moitié gauche.

359. Bassin d'un homme de quarante-cinq ans, avec écartement
considérable des os pubis, séparés dans leur symphyse.

Cette pièce provient de l'individu atteint d'extroversion de la vessie avec absence de la paroi antérieure de cette poche. (Voyez Diss. de M. DE QUATREFAGES, Strasbourg 1832.)

Anatomie comparée.

Squelettes et
Crânes de
 carnassiers,
 d'insectivores,
 de carnivores,
 de rongeurs,
 de pachydermes,
 de solipèdes,
 de ruminants et
 d'oiseaux.
Os séparés de la tête,
 du tronc et
 des extrémités de la plupart de ces classes d'animaux.
Collection et suites de préparations relatives à la structure de la caisse du tympan, de l'anneau auriculaire et des osselets de l'ouïe, de quatorze espèces de quadrupèdes.

Squelettes entiers.

360. Squelette du mandril (*simia maimon*).

361. — de la chauve-souris (*vespertilio*).

362. — du hérisson (*erinaceus europœus*); 2 exempl.

363. — du mongos (*lemur mongos*).

364. — du malbrough (*simia faunus*).

365. — du magot (*simia inuus*).

366. — du capucin (*simia capucina*); 2 exemplaires.

367. — d'un chamois (*antilope rupicapra*).

368. — d'un renard (*canis vulpes*); 2 exemplaires.

369. — d'un blaireau (*ursus meles*).

370. — d'une fouine (*mustela foina*).

371. — de la loutre (*mustela lutra*). '

372. — de la taupe (*talpa europœa*); 3 exemplaires.

373. — de la belette.

374. — de la marte.

375. — du putois commun (*mustela putorius*).

376. — de chiens; 4 exemplaires.

377. — de fœtus de chien; 2 exemplaires.

378. — du loup; 2 exemplaires.

379. — du chat; 2 exemplaires.

380. — de fœtus de chat.

381. — de rats; 2 exemplaires.

382. — de la souris.

383. — du hamster; 2 exemplaires.

384. — de l'écureuil.

385. — du lapin.

386. — du cochon d'Inde.

387. — de fœtus de cochon.

388. — d'un fœtus de cheval.

389. — du chevreuil.

390. — de la chèvre.

Têtes entières, désarticulées, et os séparés, du tronc et des extrémités.

TÊTES ENTIÈRES.

De Carnassiers.

D'Insectivores.

N.^os d'ordre.

418. Tête de l'hérisson ; 2 exemplaires.

419. — de la taupe commune ; 13 exemplaires.

De Carnivores.

420. Tête du blaireau ; 2 exemplaires.

421. — du putois.

422. — de la belette.

423. — de la marte commune.

424. — de la loutre commune.

425. — de chiens indéterminés ; 7 exemplaires.

426. — du mâtin féminin.

427. — du chien de berger masculin.

428. — du chien de berger féminin.

429. — d'un bâtard masculin du barbet et du chien de la Nouvelle-Zélande.

430. — du doguin masculin (*canis fricator*).

431. — d'un bâtard du doguin et du barbet masculin.

432. — d'un bâtard masculin du basset et du doguin.

433. — de l'épagneul masculin.

434. — du chien danois masculin.

435. — de bâtards du barbet et du roquet.

436. — de renard ; 3 exemplaires.

437. — de chat ; 14 exemplaires.

De Rongeurs.

438. Tête du petit rat des champs (*mus arvalis*).

439. — de la souris (*mus musculus*).

440. — du rat ordinaire ; 9 exemplaires.

441. — du mulot (*mus sylvaticus*).

442. — de l'écureuil (*sciurus vulgaris*).

443. — de lapin nouveau-né (*lepus cuniculus*) ; **2 exempl.**

De Pachydermes ordinaires.

N.ᵒˢ d'ordre.

444. Tête du cochon d'Inde (*cavia porcellus*); 4 exemplaires.
445. — du cochon (*sus scrofa*); 2 exemplaires.
446. — du sanglier.

De Solipède.

447. Tête du cheval (*equus caballus*); 4 exemplaires.

De Ruminants.

448. Tête du cerf commun féminin (*cervus elephas*).
449. — du chevreuil; 4 exemplaires.
450. — de la chèvre (*capra hircus*).
451. — du mouton; 2 exemplaires.
452. — du phoque commun.

D'Oiseaux.

453. Tête du hibou; 2 exemplaires.
453*a*.— de l'autruche.
454. — de la cigogne blanche.
455. — du faisan mâle.
456. — du faisan femelle.
457. — du canard.
458. — du héron.
459. — du faucon.

TÊTES DÉSARTICULÉES.

460. Os de la tête de hérissons; 53 pièces.
461. — — de taupes; 43 pièces.
462. — — de martes; 4 pièces.

N.^{os} d'ordre.

463. Os de la tête de chiens; 115 pièces.
464. — — de renards; 48 pièces.
465. — — de chats; 356 pièces.
466. — — de chats nouveau-nés; 96 pièces.
467. — — de rats; 108 pièces.
468. — — de lièvres; 20 pièces.
469. — — de lapins; 39 pièces.
470. — — de lapins jeunes et nouveau-nés; 98 pièces.
471. — — de cochons d'Inde; 78 pièces.
472. — — d'un cheval nouveau-né; 19 pièces.
473. — — de chevreuils; 135 pièces.
474. — — de chèvres; 130 pièces.
475. — — de brebis; 177 pièces.

Têtes sciées verticalement.

476. Os de la tête d'un chien.
477. — — d'un renard.
478. — — d'un lièvre.
479. — — d'un chevreuil.
480. Fosses nasales d'un cheval.
481. Mâchoire inférieure d'une biche.
482. Deux cartons avec des dents de sanglier.
483. Quatre cartons avec des dents de cheval.

Choix de préparations relatives à la caisse du tympan, à l'anneau auriculaire et aux osselets de l'ouïe.

484. Os de l'ouïe de l'hérisson; 10 pièces.
485. — — de la marte; 2 pièces.
486. — — du chien; 2 pièces.
487. — — du renard; 2 pièces.
488. — — du chat; 10 pièces.

N.^{os} d'ordre.

489. Os de l'ouïe du rat; 4 pièces.
490. —   —   du lièvre; 5 pièces.
491. —   —   du lapin; 2 pièces.
492. —   —   de l'écureuil; 2 pièces.
493. —   —   du cochon d'Inde; 2 pièces.
494. —   —   du cheval; 3 pièces.
495. —   —   du chevreuil; 7 pièces.
496. —   —   de la chèvre; 5 pièces.
497. —   —   du mouton; 15 pièces.

Os du tronc et des extrémités, séparés.

498. Os d'un singe.
499. — de l'hérisson.
500. — de la marte.
501. — du chien.
502. — du renard.
503. — du chat.
504. — du cochon.

Os du pénis.

505. Os du chien; 14 exemplaires.
506. — du renard.
507. — de la belette.
508. — du rat; 3 exemplaires.
509. — du cochon d'Inde.

510. Os du pied de l'autruche.
511. Humérus d'un cygne sauvage, présentant des cellules de
     communication qui unissent la cavité de cet os avec
     les cellules pulmonaires.

Anatomie pathologique.

Hypertrophie et Atrophie des os.

Il y a dans l'hypertrophie un effet de nutrition exalté, avec accroissement et augmentation de masse sans cause appréciable interne. Les crânes surtout acquièrent parfois un volume énorme.

Dans l'atrophie, le contraire a lieu ; elle entraîne nécessairement la fragilité des os ; ils deviennent si friables qu'ils se fracturent par les causes les plus légères. Ruysch, le célèbre anatomiste, se cassa la cuisse à l'âge de quatre-vingt-huit ans, lors d'une chute qu'il fit dans son muséum.

Les causes de l'atrophie sont, outre certaines maladies, telles que la phthisie, le scorbut et l'arthritis : la vieillesse et la décrépitude.

Un exemple remarquable d'atrophie des os que nous possédons, est celui rapporté par Lobstein (*Traité d'anatomie pathologique*, tome I.ᵉʳ, page 90), où un côté du bassin et le fémur correspondant se trouvent rapetissés par suite d'une innervation affaiblie à la suite d'une chute sur la hanche.

N.ᵒˢ d'ordre.

512. Disparition complète du rebord alvéolaire des deux mâchoires sur une tête de vieillard.

513. Calotte de crâne très-légère par atrophie.

514. Os du crâne très-légers, dépourvus de substance compacte.

515. Atrophie et torsion d'un humérus gauche.

516. Bassin de femme, atrophié, du poids de neuf onces.

517. Défaut de substance calcaire à l'os des hanches du côté droit, très-léger; atrophie.

518. Bassin irrégulier; fémur raccourci, atrophié; absence de la rotule.

519. Bassin de femme, atrophié.

520. Bassin d'homme et fémur droit, atrophiés.

521. Atrophie de la moitié inférieure du fémur; cylindre de l'os entièrement creux.

522. Atrophie du fémur et du tibia, avec déformation des extrémités articulaires des os dans l'articulation du
genou.
523. Atrophie du fémur; 2 pièces.
524. Fémur atrophié; cavité médullaire extrêmement ample.
525. Fémur gauche ayant la tête déformée et le col atrophié;
2 pièces.
526. Atrophie du fémur et du tibia, avec déformation des extrémités articulaires de ces os, dans l'articulation du
genou.
527. Os de la jambe atrophiés; 2 exemplaires.
528. Atrophie des os des extrémités supérieures et inférieures;
ankylose des articulations du poignet et du genou
par l'effet de la goutte.

Solutions de continuité des os.

Fractures des os
de la tête,
du tronc,
des extrémités.
Formation du cal; ses diverses nuances; consolidation
imparfaite et parfaite.
Dépressions aux os du crâne.
Perte de substance dans divers os.
Perforation.

Observations générales.

Ces lésions, du moins celles du crâne, sont aussi représentées artificiellement et désignées par les anciens par les dénominations d'*eccope*, de *diacope*, d'*aposkeparnismos*, de *thlasis*, d'*enthlasis*, d'*engisoma* et de *canarosis*.

Les fractures consolidées et non consolidées dans la diaphyse des os longs, à leurs extrémités articulaires, montrent quels sont les moyens qu'emploie la nature dans la réunion des parties divisées, et quelles sont ses ressources, en cas d'obstacle à la consolidation.

La cicatrice osseuse, connue sous le nom de *cal*, peut être examinée sur un très-grand nombre de pièces et à toutes les périodes du travail de réunion. Ceux des os fracturés et sciés montrent que ce cal est formé d'une substance compacte et pour ainsi dire éburnée ; d'autres pièces font voir les phases de la formation du cal telles que : tumeur fibreuse intermédiaire aux fragments ; rétablissement imparfait de la cavité médullaire ; solidification du tissu osseux nouvellement formé, etc. Dans quelques échantillons le cal est plus ou moins difforme et constitue des végétations irrégulières. (*Ostéophytes*, L.)

Il n'y a point d'exemple de consolidation par ossification, d'une fracture de l'olécrâne, de la rotule, ni du col de fémur dans l'intérieur de l'articulation.

Un exemple remarquable de changement organique du tissu osseux, survenu à la suite d'une fracture, est celui où le cylindre du fémur, lors de l'inflammation de la membrane médullaire, a été converti en une vaste poche à parois épaisses, cartilagineuses, remplie par une substance brunâtre, de consistance sirupeuse. Cette transformation a nécessité l'amputation, qui a été suivie d'une rapide guérison. (Voir, pour l'observation et le dessin, l'*Anat. pathol.* de LOBSTEIN, tome II.)

Un fémur de fœtus, fracturé pendant la version, présente un cal très-peu difforme à l'endroit où existait la solution de continuité.

N.^{os} d'ordre.

529. Fracture au pariétal droit.

530. Calotte du crâne avec différentes sortes de fractures.

531. Fracture du pariétal gauche, s'étendant dans la suture coronale.

N.^{os} d'ordre.

532. Fracture du pariétal droit; application du trépan.

533. Fracture angulaire du coronal et du pariétal.

534. Calottes de crâne avec des exemples de différentes sortes de lésions faites artificiellement.

535. Calotte du crâne, fracassée par l'effet d'une chute; 3 pièces.

536. Fracture à la partie postérieure de la calotte du crâne; la fente traverse toute la largeur du pariétal droit et s'étend au delà de la suture sagittale vers le pariétal gauche; toutes les sutures sont presque entièrement effacées.

537. Fracture à l'occiput.

538. Fracture du pariétal gauche; traces de l'application de deux couronnes de trépan (du siége de Philippsbourg).

539. Crâne fracassé par l'effet d'une chute.

540. Fracture du pariétal droit, avec enfoncement par l'effet d'un boulet de canon.

541. Fracture du coronal; application de trois couronnes de trépan.

542. Fracture du pariétal droit; s'étendant dans la suture lambdoïde.

543. Fracture du crâne d'une jeune fille par l'effet d'une chute.

544. Coup de sabre à la tête, ayant intéressé le crâne.

545. Coup de sabre sur le côté droit de la tête, intéressant le crâne.

546. Crâne ayant le pariétal droit percé d'un trou par l'effet d'une plaie avec fracture.

547. Coup de sabre sur le pariétal droit, cicatrisé; apophyses mastoïdes perforées.

548. Calotte de crâne, avec perte de substance, par suite d'un coup de sabre.

549. Destruction par suite de fracture et exfoliation d'une grande partie de la calotte du crâne du côté droit.

550. Portion des deux pariétaux, séparée du reste de la calotte du crâne, par l'effet d'un coup de sabre.

551. Coronal portant les traces d'une ancienne fracture et offrant à sa face interne une esquille soudée au reste de l'os.

552. Fracture du coronal, avec exfoliation considérable.

553. Portion gauche d'une calotte de crâne offrant une fracture, avec perte de substance, qui avait nécessité l'application du trépan.

554. Plaies du crâne par un coup de sabre, cicatrisées.

555. Tête d'un incendiaire, condamné à la peine capitale, mort en prison par suicide.

556. Tête d'un homme qui s'est suicidé par un coup de feu.

557. Fracture à la table interne du pariétal gauche.

558. Côtes fracturées.

559. Fracture de la clavicule, mal réduite, consolidée.

560. Fracture de l'extrémité sternale de la clavicule.

561. Fracture de la clavicule.

562. Fracture du corps de la clavicule d'un jeune sujet, consolidée et difforme.

563. Traces apparentes d'une fracture consolidée de l'omoplate droite.

564. Fracture du col de l'humérus; 2 pièces.

565. Fracture de la partie moyenne de l'humérus, non consolidée; les extrémités fracturées atteintes de raréfaction de tissu.

566. Fracture non consolidée de l'humérus droit.

567. Fracture de la partie moyenne de l'humérus.

568. Fracture de l'humérus; 2 exemplaires.

569. Fracture de l'humérus à son col et à la partie supérieure de son corps, par l'effet d'un coup de feu.

570. Fracture incomplète d'une portion de la tête de l'humérus, de sa grosse tubérosité et de la surface glénoïde de l'omoplate; commencement de formation d'une nouvelle cavité articulaire.

571. Humérus fracturé.

572. Fracture de l'olécrane.

573. Fracture des os de l'avant-bras, avec consolidation de celle du radius.

574. Fracture de la partie moyenne du radius par l'effet d'une plaie d'arme à feu.

575. Fracture du fémur, avec diverses nuances dans la solution de continuité du corps de l'os; 12 exemplaires.

576. Fracture du col du fémur, avec de nombreuses variétés; 10 exemplaires.

577. Fémur avec fracture consolidée au-dessous du grand trochanter.

578. Fracture consolidée du fémur droit, protégée par un cal très-difforme, solide et garni d'ostéophytes; os devenu très-compacte et très-lourd.

579. Fracture longitudinale incomplète du fémur (en bec de flûte), consolidée. Ouverture par suite de carie à la face postérieure de la région condylienne, pénétrant dans la cavité de l'os et faite comme avec un emporte-pièce.

580. Fracture du col du fémur, avec végétations osseuses autour du col.

581. Fracture consolidée du fémur; synostose de la rotule avec le condyle externe du fémur; fausse ankylose du tibia.

582. Maladie de l'articulation du genou gauche, à la suite de fracture du fémur; rotule atrophiée.

583. Fémur déformé par suite d'une fracture dans sa partie inférieure.

584. Fragments mal réunis d'un fémur fracturé, avec carie et érosion.

585. Fracture récente à la partie supérieure du fémur gauche.

586. Fracture au tiers inférieur du fémur, mal réduite, consolidée.

587. Fracture du col du fémur et du petit trochanter.

588. Fracture du col du fémur et du grand trochanter; 2 exemplaires.

589. Fracture récente en trois pièces de l'extrémité supérieure du fémur.

590. Fracture non consolidée du col du fémur (dans l'intérieur de l'articulation).

591. Fracture récente non consolidée du fémur; 3 exemplaires.

592. Fracture du fémur d'un fœtus, occasionnée par la version.

593. Fracture de la rotule; les deux fragments non réunis par de la substance compacte.

594. Fracture des os de la jambe; trajets fistuleux à travers le tibia.

595. Fracture du tibia consolidée; 4 exemplaires.

596. Fracture du tibia bien consolidée; 2 exemplaires.

597. Fracture des deux os de la jambe, consolidée et raffermie au moyen d'un pont osseux, qui s'étend du péroné au tibia, à l'endroit de la solution de continuité.

598. Fracture consolidée des os de la jambe; singulière réunion du tibia au péroné par un pont osseux; difformité considérable du cal (os déterrés).

599. Fracture des os de la jambe (os déterrés).

600. Fractures récentes du tibia; 2 exemplaires.

601. Fractures du tibia; 2 exemplaires.

602. Fracture mal réunie du tibia.

603. Fracture et surface raboteuse du péroné.

604. Fracture du péroné.

605. Fracture du péroné, consolidée.

Dépression du crâne.

606. Calotte du crâne, avec des dépressions et un grand nombre de trous faits par le trépan.

607. Dépression considérable de la table externe des os pariétaux.

608. Tête très-légère, avec dépression considérable de la calotte
du crâne à sa partie moyenne et postérieure (avec
description).

609. Dépression de la table externe sur la table interne à l'os
frontal gauche.

610. Dépression à l'os frontal; 2 pièces.

611. Calotte de crâne d'un épileptique, avec dépression considérable au coronal.

612. Pariétal gauche aminci par l'effet de l'usure de la table
interne et du diploé (bosses frontales de quatre lignes
d'épaisseur).

613. Dépressions considérables à la calotte du crâne dans les
régions pariétales, occipitale et temporales. Disparition de la substance diploïque; transparence complète des os à l'endroit des dépressions.

Perte de substance aux os.

614. Perte de substance osseuse au sommet de la tête.

615. Pariétal gauche recoquillé par les injures du temps.

616. Morceau de pariétal, calciné par les injures du temps.

617. Coronal calciné par les injures du temps.

618. Table interne du coronal, rendue écailleuse par les injures du temps.

Perforation du crâne, du sternum, de l'omoplate.

619. Calotte assez mince, perforée d'un trou au moyen du trépan.

620. Calotte du crâne perforée d'un clou.

621. Calotte du crâne, perforée au moyen du trépan (du siége
de Philippsbourg).

622. Calotte du crâne perforée de dedans en dehors.

623. Perforation du pariétal par un fongus de la dure-mère.

N.^{os} d'ordre.

624. Crâne avec usure du diploé, par télangiectasie, avec commencement de perforation (avec observation).
625. Perforation de la seconde pièce du sternum.
626. Perforation de la partie moyenne du sternum.
627. Omoplate percée d'un trou, près de sa base.
628. Perforation de la portion susépineuse de l'omoplate.
629. Omoplate percée de deux trous; excroissance osseuse dans la cavité glénoïde.
630. Grand trochanter percé d'un trou fistuleux.

ALTÉRATION DE TEXTURE DES OS.

Intumescence, gonflement total et partiel.

Les diverses espèces de gonflement total des os (hypérostose) ont lieu :

1.º Par compacité ou par *ostéosclérose* [1], qui peut être corticale, centrale et totale ;

2.º Par raréfaction de tissu, *ostéoporose* (L.).

Le gonflement partiel des os (l'exostose) a également lieu :

1.º Par compacité : *ostéoncose* (L.) ou exostose éburnée;

2.º Par raréfaction de tissu : *ostéoporose* ou exostose laminée.

Les différentes espèces de végétations osseuses *ostéophytes* (L.) sont distinguées en :

1.º *Ostéophytes* par plaques;

2.º *Ostéophytes* botrytiques (en forme de choux-fleurs);

3.º *Ostéophyte* amorphe ;

4.º *Ostéophytes* diffus ;

5.º *Ostéophytes* verruqueux ;

6.º *Ostéophytes* stalactiformes.

---

1 La nomenclature des altérations de texture des os est en partie celle que feu Lobstein a donnée, et que j'ai cru devoir conserver.

Intumescence ; gonflement des os par compacité (exostose), ostéosclérose, L.

Dans cette maladie, les os acquièrent, indépendamment de leur volume, une induration, une compacité telles, qu'ils deviennent bien plus pesants que dans l'état ordinaire. Les cellules se remplissent d'une matière osseuse ; il ne reste plus de diploé aux os du crâne, ni de cavité médullaire dans les os longs ; le cylindre de ceux-ci se convertit en un cylindre plein. On a trouvé des têtes qui pesaient plus de huit livres. (Voyez Ribell, *Diss. sur les exostoses*, Paris, 1823 ; Jadelot, *Mém. présenté à l'Institut*, et Ilc, *Beob. eines merkwürdigen Schädels*; Prag, 1812.)

L'*ostéosclérose centrale* convertit le cylindre osseux en un cylindre plein, en remplissant la cavité médullaire de substance calcaire.

Dans l'*ostéosclérose corticale*, la cavité médullaire persiste ; mais les couches externes s'épaississent considérablement. Un péroné, gonflé dans toute son étendue, par suite de cette maladie, ressemble assez à un rameau d'orme (*ulmus suberosa*).

Dans l'*ostéosclérose totale*, la surface des os est hérissée d'une quantité innombrable de filaments osseux, qui ont l'aspect de velours, et qui sont posés perpendiculairement sur la longueur de l'os. Sur un bassin d'homme que j'ai recueilli, les os des îles sont affectés d'ostéosclérose totale, et leurs surfaces sont hérissées de végétations en forme de lames ou de fibres osseuses, placées les unes à côté des autres. Les os pubis et ischion du côté droit offrent des végétations tellement considérables que le trou ovalaire en est très-rétréci. C'est à cette espèce d'ostéosclérose que Lobstein a proposé de donner le nom de *sus-corticale*.

L'ostéosclérose partielle constitue les *exostoses éburnées*, ou *ostéoncoses* (L.).

On leur donne aussi le nom de *nodus*. Ces tumeurs sont indolentes, ne gênent que par leur poids, et ne se développent que très-lentement.

631. Tête très-pesante, par rapport à l'épaisseur des os du crâne.

632. Tête très-pesante, par rapport à l'épaisseur des os du crâne; surface externe des os rugueuse; perforation du palais osseux; destruction du vomer et des cornets inférieurs.

633. Tête allongée d'avant en arrière, comprimée latéralement et très-pesante, par rapport à l'épaisseur des os du crâne (avec description).

634. Tête extrêmement pesante, par suite du gonflement des os du crâne. Tous les os des fosses nasales détruits; ces fosses réunies à celles du palais.

635. Exostose éburnée, à surface interne et externe poreuse, de la région pariétale et frontale droites.

636. Tête très-pesante; os du crâne très-épais.

637. Calotte du crâne très-allongée et très-épaisse (de la montagne de Sainte-Odile).

638. Calotte de crâne très-pesante, avec exostose à sa face interne et externe.

639. Moitié d'un fémur gonflé, scié par son milieu.

640. Épaississement avec compacité de la moitié inférieure du fémur.

641. Surfaces articulaires fémoro-tibiales atteintes de dégénérescence éburnée, garnies tout autour d'ostéophytes mamelonnés et verruqueux.

642. Tibia tuméfié, scié suivant sa longueur.

643. Tibia avec ossification du canal médullaire.

644. Morceaux de tibia, avec commencement d'ossification du canal médullaire.

645. Tibia d'un jeune sujet attaqué d'hypérostose.

Intumescence, gonflement des os par raréfaction de tissu (ostéoporose, L.).

Dans cette maladie ces os prennent quelquefois un développement énorme; mais leur tissu est raréfié, et leur surface externe, inégale et raboteuse, présente un grand nombre de porosités. Les os de rachitiques sont parfois atteints de cette altération : l'ostéoporose peut aussi être centrale, corticale et totale. La corticale, formée par une multitude de fibres longitudinales, élevées au-dessus du niveau de l'os, a reçu de LOBSTEIN le nom de *raréfaction corticale fibrillaire.* L'*ostéoporose locale* est connue sous le nom d'*exostose laminée spongieuse*, et forme une tumeur hémisphérique, née dans le tissu de l'os même ; la substance corticale a été convertie dans cet endroit en substance réticulaire. Beaucoup de pièces donnent une idée bien nette de cette espèce d'exostose. SCARPA et LOBSTEIN attribuent ce phénomène à une force expansive, provenant de l'activité exaltée des nerfs, mise en jeu par des principes morbifiques spéciaux, tels que le vénérien, l'arthritique, etc.

Les cellules de ces os raréfiés peuvent se remplir de matière nouvelle, soit osseuse, soit charnue : d'où l'ostéosarcose, l'ostéosarcome.

N.ᵒˢ d'ordre.

646. Tête très-oblique d'un enfant, dont les os du crâne sont atteints de gonflement et de raréfaction de tissu.

647. Portion de crâne d'une épaisseur de six lignes (os déterrés).

648. Intumescence large des deux côtés de la surface interne du coronal.

649. Mâchoire inférieure à condyles difformes, épaissis par l'effet du principe arthritique.

650. Intumescence de la clavicule.

651. Intumescence du cubitus.

652. Les deux os de l'avant-bras attaqués d'ostéosclérose; les semi-lunaires et pyramidaux soudés au rayon.

653. Raréfaction corticale fibrillaire du cubitus.

N.os d'ordre.

654. Raréfaction corticale fibrillaire du radius.

655. Gonflement du rayon.

656. Ostéosarcose de la première phalange du pouce.

657. Fémur dégénéré en un vaste sac cartilagineux.

658. Fémur dont la substance compacte est raréfiée.

659. Épaississement et exostoses à la moitié supérieure du fémur.

660. Épaississement et exostoses à la moitié inférieure du fémur.

661. Intumescence de la tête du fémur; 2 exemplaires.

662. Intumescence et aspérités du fémur.

663. Raréfaction de la substance compacte du fémur.

664. Raréfaction de la substance compacte du tibia.

665. Tibia avec gonflement et raréfaction de tissu.

666. Raréfaction fibrillaire corticale, avec nécrose aux deux tibias; 2 exemplaires.

667. Gonflement du tibia.

668. Tibia affecté de gonflement.

669. Intumescence avec carie du tibia.

670. Gonflement du péroné; 3 exemplaires.

671. Moitié supérieure du péroné attaquée de gonflement.

672. Péroné atteint de courbure et de gonflement.

673. Ostéosarcose de la tête du péroné gauche. (Don de M. le docteur MOREL.)

673 *a*. Intumescence du péroné.

673 *b*. Intumescence raboteuse du péroné.

673 *c*. Intumescence de la malléole externe.

673 *d*. Intumescence de la partie inférieure du péroné.

Intumescence avec raréfaction de tissu et augmentation de masse et de volume (spina ventosa; ostéospongiose, L.).

D'après LOBSTEIN, le *spina ventosa* est une maladie de l'os dans laquelle le gonflement dépend tout à la fois d'une augmentation de sa masse et d'une raréfaction de son tissu. L'os devient plus pesant qu'il n'était, et son tissu offre d'innombrables cellules. Elle affecte surtout les os longs; elle est le résultat d'un travail nutritif morbide, en vertu duquel une nouvelle matière osseuse est ajoutée à l'ancienne, en même temps qu'il se dépose dans les cellules et la grande cavité de l'os des substances nouvelles. Sa ressemblance avec une éponge lui a fait donner le nom d'*ostéospongiose*. L'étymologie de *spina ventosa* s'explique par l'opinion qu'avaient les anciens, savoir, que les tumeurs dépendaient de l'action d'un *souffle malin* capable de distendre la capacité naturelle des os. A cette idée a été ajoutée celle d'*épine*, à raison de la douleur aiguë que ressentent les malades, et qui ressemble à celle que produirait une épine enfoncée dans les chairs et dans l'os.

Nous possédons un *spina ventosa* central de l'apophyse mastoïde. Le *spina* coexiste avec la carie. Un squelette, dont les os longs des membres sont affectés de ces deux maladies, en offre un exemple.

N.^{os} d'ordre.

674. *Spina ventosa* des os de la face et de quelques-uns du crâne, par suite de fongus.

675. Sternum atteint de *spina ventosa*.

676. Bassin de femme avec une portion de la colonne vertébrale; *spina ventosa* à la troisième et quatrième vertèbre lombaire; bassin étroit à son entrée : diamètre sacropubien, 3 pouces 4 lignes.

677. Bassin affecté de *spina ventosa*.

678. *Spina ventosa* de l'humérus.

679. *Spina ventosa* de l'index.

680. *Spina ventosa* et carie d'une phalange d'un doigt de la main.

681. *Spina ventosa* d'un cubitus droit. (Don de M. le docteur Morel, de Colmar.)

682. Fémur attaqué de *spina ventosa*.

683. Os de la jambe attaqués de *spina ventosa*.

684. Os de la jambe atteints d'ostéospongiose corticale (L.), *spina ventosa*, et d'ankylose vraie, avec l'astragale.

N.ᵒˢ d'ordre.

685. Tibia d'un jeune sujet attaqué de *spina ventosa.*

686. Tibia avec *spina ventosa.*

687. *Spina ventosa* du tibia; 2 exemplaires.

688. Os de la jambe attaqués de *spina ventosa.*

689. Tibia attaqué de *spina ventosa.*

690. Tibia atteint de *spina ventosa* (ostéospongiose) dans presque toute l'étendue de sa longueur.

691. *Spina ventosa,* carie et synostose de l'articulation du pied.

Végétations (exostoses), ostéophytes, L.

Elles se forment soit à la surface des os, soit autour de leurs articulations, et ont des aspects très-variés.

L'ostéophyte diffus constitue une couche de substance osseuse encroûtant un os d'ailleurs sain, espèce d'efflorescence, observée fort souvent et décrite par Howsmip.

L'ostéophyte verruqueux emprunte tantôt la forme de lichens, tantôt celle de champignons ou de grosses papilles; il constitue par son agglomération ces viroles osseuses que Duhamel et Fougeroux ont pris pour le véritable cal.

L'ostéophyte par plaques ou lamelleux se rencontre le plus souvent à la ligne âpre du fémur. Nous en possédons un qui naît de la partie supérieure par une base épaisse, et qui s'éloigne de l'os en s'aplatissant.

L'ostéophyte botrytique est une végétation irrégulière, à surface très-inégale, attachée à l'os par une base sessile; elle dégénère de suite en une tumeur plus ou moins volumineuse, qui atteint quelquefois les dimensions d'une tête de fœtus.

L'ostéophyte amorphe consiste dans des productions bizarres, développées spécialement autour des articulations, qui en sont défigurées.

Plusieurs exemples d'ostéophytes botrytiques, amorphes rares et curieuses, existant au cabinet, sont décrits dans l'ouvrage de Lobstein (*Anat. pathol.,* 2.ᵉ vol., p. 155).

N.ᵒˢ d'ordre.

709. Exostose aux os de l'avant-bras, du métacarpe et des phalanges.
710. Éburnification et ostéophyte verruqueux à la tête du second os du métacarpe.
711. Fémur ayant des exostoses laminées entre les deux trochanters.
712. Excroissance osseuse à la ligne âpre du fémur.
713. Aspérités autour du petit trochanter.
714. Fémur affecté d'exostose; 2 exemplaires.
715. Exostose en forme de choux-fleur entre les deux trochanters.
716. Exostose large à la ligne âpre du fémur.
717. Fémur à surface raboteuse.
718. Fémur dont la face antérieure est très-inégale et rugueuse.
719. Portions de fémur affectées d'exostoses.
720. Exostose à la rotule.
721. Exostose du tibia; 2 exemplaires.
722. Exostose à la partie supérieure du tibia (de la montagne Sainte-Odile).
723. Tibia attaqué de gonflement et d'exostose.
724. Exostose suppurée du tibia. Amputé. (Voyez l'observation.)
725. Péroné à surface inégale.
726. Péroné à surface raboteuse.
727. Exostose laminée séparée d'un os.
728. Ostéophyte amorphe.

Carie.

La carie est aux os ce que l'ulcère est aux parties molles; elle attaque plus particulièrement leur partie spongieuse; elle est souvent compliquée d'exostose, d'ostéoporose, de *spina ventosa*, etc. De tous les os du squelette, les os courts sont ceux dont la destruction est la plus prompte.

Le virus vénérien; le vice scrophuleux, cancéreux; le principe arthritique et le rhumatisme, constituent le plus souvent les causes éloignées de la carie.

Les os des enfants rachitiques sont quelquefois affectés de carie sans qu'elle soit accompagnée de phénomènes qui dénotent un travail énergique dans ces parties; il n'y a ni aspérité, ni excroissance, ni induration.

La carie du crâne et de la face est le plus ordinairement vénérienne, cancéreuse ou scrophuleuse.

La carie des vertèbres est de deux sortes, l'une superficielle, l'autre profonde, avec destruction du corps des vertèbres, précédée de gonflement et de ramollissement. (*Mal vertébral* de Pott.)

Elle produit la gibbosité; les cartilages intervertébraux restent intacts au milieu de la destruction ou résistent plus longtemps au désordre.

L'examen des pièces préparées concernant la carie des vertèbres, apprend que les causes qui l'ont produite apportent une différence sensible dans leur aspect.

La carie du sternum est fréquente; elle a le plus souvent pour cause le vice scrophuleux et survient à la suite de lésions externes.

La carie des côtes est fréquemment le produit d'une vomique, qui, ayant contracté des adhérences avec leur face interne, détermine ensuite leur érosion.

Les os du bassin se carient tantôt par cause scrophuleuse, tantôt par l'action du principe rhumatismal.

Carie du squelette entier, des os du crâne et de la face.

N.ᵒˢ d'ordre.

729. Squelette d'un homme adulte, ayant presque tous les os plus ou moins maltraités par une carie vénérienne; os du crâne attaqués de *spina ventosa;* os zygomatique droit détruit; os des extrémités supérieures et inférieures (excepté ceux des mains et des pieds) affectés de gonflement, de carie et de *spina ventosa;* destruction des cornets inférieurs et d'une partie du vomer; os du tronc dans l'état naturel.

730. Squelette d'une femme adulte ayant les os de la cuisse et de la jambe atteints d'un gonflement et de carie syphilitique.

731. Tête d'un jeune sujet : destruction d'une lame de la table externe par une carie superficielle.

732. Table externe du coronal usée et détruite par la carie.

733. Front aplati ; angle facial aigu ; apophyse condyloïde gauche de l'occipital cariée.

734. Fosses superficielles à différents endroits du coronal, provenant de la destruction de la table externe de l'os par la carie.

735. Dépression du coronal, paraissant résulter d'une destruction par carie de la table externe.

736. Partie horizontale du coronal rongée par la carie.

737. Carie à l'os pariétal gauche.

738. Carie du crâne d'un jeune sujet (sutures effacées).

739. Calotte de crâne d'un garçon de cinq ans, offrant dans cinq endroits des érosions de la table externe et interne par l'effet de tumeurs scrophuleuses développées dans le diploé.

740. Tête d'adulte, avec carie carcinomateuse du nez et de la mâchoire supérieure.

741. Tête avec carie de l'os zygomatique droit et de la cavité glénoïde du temporal.

742. Tête avec destruction d'une grande partie des os du crâne et de la face, par suite de carie carcinomateuse.

743. Tête dont les os (du crâne et de la face) sont atteints de carie profonde.

744. Calotte de crâne rongée et percée par la carie.

745. Temporal gauche dont l'apophyse mastoïde a été détruite par la carie.

746. Carie des fosses nasales, de l'os unguis et de la mâchoire supérieure du côté droit.

747. Carie des os propres du nez.

748. Destruction de l'os zygomatique droit et des os propres du nez, par la carie.

749. Destruction par carie des os maxillaires supérieurs, palatins, vomer ethmoïde et cornets inférieurs.

750. Os du crâne cariés.

751. Carie profonde des os du crâne.

752. Carie des os du crâne et de la face.

753. Destruction de l'orbite par la carie.

754. Tête d'une fille de douze ans : carie du front; traces de l'os intermaxillaire propres aux quadrupèdes.

755. Carie du coronal, de l'apophyse orbitaire externe et de l'os palatin.

756. Fente du palais osseux avec perte de substance par la carie.

757. Perforation du palais osseux par la carie.

758. Carie dans la fosse zygomatique.

759. Carie à la suite d'un carcinome à la face.

760. Carie au coronal sur une tête d'enfant.

761. Tête affectée de carie syphilitique. (On remarque des globules mercurielles dans les endroits cariés des os du crâne. [?])

762. Carie syphilitique des fosses nasales et du palais osseux; tête comprimée latéralement, allongée d'avant en arrière.

763. Carie des fosses nasales et de la mâchoire supérieure.

764. Carie superficielle du front.

765. Destruction d'une partie du coronal par l'effet d'un carcinome.

766. Partie droite du coronal détruite par un ulcère carcinomateux.

767. Têtes attaquées de carie vénérienne; 2 pièces.

768. Carie au pariétal droit; sutures coronale et sagittale effa-

cées; tête oblique; diamètre basio-vertical plus étendu que les autres diamètres.

769. Carie de l'arcade zygomatique et de l'articulation de la mâchoire inférieure.

770. Os du front percé par l'effet de la carie.

771. Exfoliation de la table externe de la calotte du crâne par suite de carie.

772. Os de la face et du front détruits par l'effet d'un cancer de la face.

773. Tête avec destruction d'une partie du coronal, par suite de cancer; la plupart des os du crâne et de la face atteints de *spina ventosa.*

774. Destruction du corps et d'une partie des branches de la mâchoire inférieure par la carie.

775. Corps de la mâchoire inférieure perforé par suite de carie.

776. Carie vénérienne à l'angle de la mâchoire inférieure et à l'os de la pommette gauche.

777. Carie avec perte de substance de la portion de la mâchoire inférieure qui loge la dent canine.

778. Tête avec carie superficielle des os pariétaux.

779. Carie à la partie latérale droite de l'os du front.

780. Tête d'épileptique : destruction de la table externe de la calotte du crâne par carie; état rugueux de la table interne, et perforation par suite de brûlure.

781. Tête d'épileptique : Os pariétaux malades à leur table externe; coronal usé par la carie de dedans en dehors, par un abcès qui avait son siége dans l'hémisphère droite du cerveau; selle turcique usée. (Observation confirmant la doctrine de Wenzel.)

782. Carie à la partie latérale gauche de la mâchoire inférieure.

783. Grand nombre de dents usées et cariées.

Carie de la colonne vertébrale et du bassin.

N.ᵒˢ d'ordre.

784. Carie des vertèbres dorsales d'un jeune sujet.

785. Portion de la colonne vertébrale et bassin d'homme; vertèbres soudées entre elles et avec le sacrum attaqué de carie, suite de l'arthrocace (d'après RUST).

786. Vertèbres attaquées de carie.

787. Perte de substance à l'arc postérieur de l'atlas par carie.

788. Carie du corps de la cinquième et de la sixième vertèbre cervicale, avec saillie considérable en arrière de la région correspondante.

789. Carie du sacrum et des deux tables de l'iléon droit; nécrose de la substance spongieuse.

790. Colonne vertébrale avec carie des vertèbres dorsales.

791. Trois vertèbres lombaires détruites par la carie; substance intervertébrale intacte.

792. Bassin avec la colonne vertébrale entière; carie aux vertèbres des lombes et du dos.

793. Portion de colonne vertébrale avec quatre côtes cariées.

794. Douzième vertèbre dorsale et première lombaire presque détruites par la carie.

795. Carie des vertèbres dorsales.

796. Corps de la dernière vertèbre dorsale et de la première lombaire détruits par la carie.

797. Carie et destruction du corps des deuxième, troisième, quatrième et cinquième vertèbres lombaires; fibro-cartilages intervertébraux intacts; bassin régulier.

798. Corps de deux vertèbres lombaires détruits en partie par la carie, et garnis d'ostéophytes.

799. Bassin d'homme attaqué de carie à l'iléon.

800. Bassin d'homme; portion du sacrum détruite par la carie.

801. Bassin d'homme; cavité cotyloïde gauche cariée par suite d'une luxation spontanée du fémur.

802. Articulation coxo-fémorale, quatre dernières vertèbres lombaires et iléon gauche atteints de carie.

803. Articulation sacro-iliaque gauche, d'un bassin d'homme, attaqué de carie.

804. Partie de l'os des îles et moitié supérieure du fémur gauche affectées de carie et de *spina ventosa*.

805. Carie à l'articulation iléo-fémorale gauche sur une fille de six ans.

806. Carie des vertèbres, de l'os des îles et de l'articulation iléo-fémorale à la suite d'abcès lombaire et de coxalgie.

807. Bassin de femme, régulier; carie à la base du sacrum.

808. Bassin de femme, régulier; pubis et ischion droits détruits par la carie.

809. Cavité cotyloïde cariée.

810. Cavité cotyloïde très-agrandie et percée par la carie.

811. Carie et excroissances à l'os innominé.

812. Destruction des os du bassin par la carie.

813. Carie profonde à l'os des îles.

814. Carie avec agrandissement de la cavité cotyloïde gauche d'un bassin de femme.

815. Bassin d'homme avec carie de l'articulation iléo-sacrée du côté gauche.

Carie du sternum, des côtes, de la clavicule et de l'omoplate.

816. Carie du sternum; induration des glandes et du tissu cellulaire environnant la trachée-artère et les gros troncs vasculaires.

817. Carie à la partie moyenne de la clavicule.

818. Clavicule cariée à son extrémité sternale.

819. Col de l'omoplate carié.

820. Sternum perforé par la carie.

821. Première pièce du sternum cariée.

822. Portion de la huitième côte cariée par suite d'un dépôt dans une fonte putride.

823. Côtes cariées; 8 pièces.

824. Carie scrophuleuse de la troisième côte gauche.

825. Extrémité sternale de la clavicule cariée.

Carie des os de l'extrémité supérieure.

826. Humérus carié.

827. Humérus carié à ses deux extrémités.

828. Partie supérieure de l'humérus rongée par la carie; 2 exemplaires.

829. Moitié inférieure de l'humérus cariée.

830. Carie de l'humérus à la suite d'une fracture.

831. Carie au-dessus des condyles de l'humérus à la suite d'une fracture incomplète.

832. Carie au-dessus des condyles de l'humérus.

833. Condyles de l'humérus cariés.

834. Condyle externe de l'humérus atteint de carie centrale.

835. Carie profonde de la tête de l'humérus et de la cavité glénoïde de l'omoplate.

836. Articulations huméro-cubitales cariées; 2 exemplaires.

837. Déformation avec usure des extrémités articulaires de l'humérus, du cubitus et du radius par suite de carie.

838. Carie de l'articulation huméro-cubitale.

839. Cubitus profondément carié.

840. Carie de l'articulation du coude; 2 exemplaires.

841. Carie à la suite d'une tumeur blanche à l'articulation du coude.

842. Carie avec *spina ventosa* du radius et du cubitus.

843. Apophyse coronoïde du cubitus, détruite en partie par la carie.

844. Quatre os du métacarpe cariés.

845. Carie aux os du métacarpe, à la première et à la seconde phalange du quatrième doigt.

846. Carie de la troisième phalange de l'index d'un enfant de quatre ans (opéré à la clinique en 1831; voyez l'observation).

Carie des os de l'extrémité inférieure.

847. Séparation de la tête du fémur, par carie dans la cavité cotyloïde.

848. Tête de fémur, déformée par la carie.

849. Fémurs attaqués de gonflement et de carie; 2 exemplaires.

850. Fémurs privés de leur col et de leurs têtes par la carie; 2 exemplaires.

851. Condyles du fémur, cariés.

852. Tête de fémur rongée par la carie.

853. Carie du col du fémur; tête de l'os devenue libre.

854. Carie et déformation des condyles du fémur après une tumeur blanche.

855. Extrémité supérieure du fémur séparée par la carie d'avec la partie moyenne.

856. Carie aux condyles articulaires du fémur et du tibia.

857. Condyles du fémur et du tibia, érodés par la carie.

858. Os de la jambe attaqués de carie profonde.

859. Tibias cariés; 2 exemplaires.

860. Tibia profondément carié.

861. Carie profonde, avec perforation de part en part de l'extrémité inférieure du tibia à la suite de fracture; synostose de l'extrémité inférieure du péroné et du tibia.

862. Tibia carié à son extrémité inférieure.

863. Os de la jambe cariés, d'un poids très-léger.

864. Carie profonde aux deux os de la jambe.

865. Carie du tibia.

866. Tibia amputé affecté de carie. (Don de M. le docteur REY, de la Petite-Pierre.)

867. Condyles du tibia cariés.

868. Carie avec raréfaction de tissu; ostéoporose du tibia.

869. Carie, ostéosarcome de l'extrémité inférieure des os de la jambe et de l'articulation tibio-tarsienne. (Amputation faite par M. le docteur MARCHAL.)

870. Péronés cariés.

871. Péroné attaqué de carie et d'intumescence à la partie inférieure.

872. Péroné affecté de carie profonde.

873. Première phalange du gros orteil cariée.

874. Carie de la deuxième phalange du gros orteil. (Amputé à la clinique en 1831; voyez l'observation.)

Nécrose; mort d'un os ou d'une portion d'os.

Elle s'accompagne d'un travail organisateur, qui a pour but la séparation de la partie morte, et le plus souvent de la formation d'un nouvel os pour remplacer celui qui est frappé de mort.

La vitalité obscure dont jouissent les os longs, les rend peu propres à résister aux causes qui tendent à les détruire; les os larges y résistent plus longtemps, puisqu'ils sont plus susceptibles de réaction vitale.

La portion morte, qui par suite d'un travail organique se détache peu à peu des parties vivantes, porte le nom de *séquestre*. Dans les os longs il représente un prisme plus ou moins long, rapetissé, à angles mousses et sillonné par des sinuosités longitudinales.

Dans la nécrose périphérique, le procédé qu'on appelle *exfoliation* détache la substance corticale par parcelles de couleur blanche et quelquefois noirâtre, suivant qu'elles ont subi l'influence des causes externes.

Le temps qu'emploie la nature à opérer la séparation de la partie nécrosée, ne saurait être déterminé ; il peut être de quelques semaines ou durer plusieurs années.

N.^{os} d'ordre.

875. Perte de substance considérable à la suite de nécrose à la partie inférieure du pariétal droit.

876. Portion droite de la mâchoire inférieure nécrosée.

877. Nécrose superficielle de l'omoplate.

878. Perte de substance à l'os du coude, par la nécrose.

879. Nécrose des phalanges du pouce.

880. Planche contenant huit séquestres d'os de l'extrémité supérieure. (Don de M. le docteur Morel, de Colmar.)

881. Portion de fémur nécrosée; séquestre adhérent; nouveau cylindre osseux attaqué d'ostéospongiose.

882. Exfoliation d'une portion de fémur; cavité du cylindre osseux très-étendue et à parois minces.

883. Nécrose d'une portion d'os nouvellement formée autour d'un fémur amputé.

884. Tibia droit nécrosé, entouré en forme de gaine d'une nouvelle substance osseuse, d'un aspect mamelonné et verruqueux.

885. Nécrose du tibia droit, par suite d'un dépôt purulent.

886. Portion de tibia formant un séquestre.

887. Portion de toute l'épaisseur du tibia formant un séquestre.

888. Portion de tibia formant des séquestres; 2 exemplaires.

889. Planche contenant cinq séquestres d'os de l'extrémité inférieure.

Ramollissement des os; rachitisme; ostéomalacie; fonte des os (ostéolyose).

Le rachitisme, consistant dans le ramollissement des os, peut, sans appartenir à la maladie appelée ostéomalacie, être rapproché de cette dégénérescence, par la ressemblance qui existe entre les effets de ces deux affections.

Les os des sujets rachitiques prouvent : 1.° que le ramollissement n'est pas un obstacle à la fracture et à la consolidation; 2.° que les os des membres affectés de torsion, sont riches en substance compacte à l'endroit de la torsion même, et notamment à son côté concave.

Dans l'ostéomalacie les os acquièrent une mollesse telle qu'on peut les plier en tout sens. Le cas de la femme Supiot (Musée de Paris) est un des plus remarquables de cette espèce.

L'ostéomalacie diffère essentiellement du rachitisme, selon LOB-STEIN. Les femmes sont plus souvent atteintes de cette maladie que les hommes.

On a remarqué que chez les adultes l'ostéomalacie était précédée tantôt d'une maladie aiguë avec métastase d'un principe morbifique, tantôt de douleurs rhumatismales, et d'autres fois de couches plus ou moins laborieuses.

La fonte des os (*ostéolyose*, L.) est une maladie rare, dans laquelle l'os tombe en *deliquium*, et laisse à sa place un amas de matière qui diffère par sa couleur et sa consistance, sans offrir jamais aucun caractère d'acrimonie.

La fonte des os peut quelquefois avoir lieu dans un endroit très-circonscrit; elle est une maladie toute spéciale, dernier degré de dégénérescence de la substance osseuse, et parfois constitutionnelle, parfois locale.

N.°ˢ d'ordre.

890. Squelette d'une femme rachitique, âgée de vingt-deux ans : direction, en dehors, des os de l'avant-bras, de celui de la cuisse et de ceux de la jambe; point de déviation de la colonne vertébrale; bassin irrégulier, rétréci

dans sa moitié gauche ; os des iles très-minces ; ceux des extrémités supérieures très-grêles , mais bien compactes.

891. Squelette d'une femme rachitique, âgée de soixante-trois ans, d'une taille de deux pieds quatre pouces : double courbure latérale de la colonne vertébrale ; bassin difforme ; sa moitié gauche rétrécie par la forte saillie de l'angle sacro-vertébral ; les os des extrémités inférieures singulièrement contournés, à courbure en dehors ; les deux fémurs dirigés horizontalement en avant et en dedans, et se croisant vers l'articulation du genou ; les os de la jambe, à convexité externe, demi-sphérique, sont appuyés sur l'articulation du pied, d'ailleurs régulière, de manière à ce que le pied gauche se trouve placé à droite, et le droit à gauche ; le squelette reposant sur la plante des pieds, touche le sol de l'extrémité des doigts de la main. (Cette femme est morte à la suite d'une hernie étranglée.)

892. Squelette artificiel d'homme, ayant été attaqué dans sa jeunesse de rachitis, remarquable par une difformité particulière des deux fémurs à leur tête.

893. Squelette naturel d'un garçon de neuf ans : tous les os contournés et difformes par l'effet du rachitis ; os du bras et de la cuisse fracturés.

894. Squelette naturel d'un garçon rachitique de quatre ans : fracture des os du bras et de la cuisse.

895. Humérus contournés d'individus rachitiques ; 2 exemplaires.

896. Cubitus de rachitiques.

897. Radius de rachitiques.

898. Fémurs entiers d'individus rachitiques ; 2 exemplaires.

899. Fémur d'un individu rachitique.

900. Os de la jambe d'un rachitique; tibia atteint de raréfaction fibrillaire corticale.

901. Os de la jambe contournés d'un individu rachitique.

902. Os de la jambe de rachitiques.

903. Tibia contourné d'un individu rachitique.

904. Os de la jambe (péroné) d'un rachitique.

905. Péronés d'individus rachitiques.

906. Péroné d'un rachitique scié en long.

907. Ramollissement de tous les os du squelette.

908. Ramollissement de tous les os du corps, ceux de la tête exceptés.

909. Bassin de femme ramolli et difforme, par suite d'ostéomalacie.

910. Bassin de femme extrêmement irrégulier par suite d'ostéomalacie : diamètre sciatique, 2 pouces.

911. Bassin de femme irrégulier par suite d'ostéomalacie : diamètre sacropubien, 2 pouces 8 lignes; diamètre sciatique, $2\frac{1}{2}$ pouces.

912. Os des îles courbés par ostéomalacie; 2 pièces.

913. Ramollissement de la tête du fémur et des grands trochanters; tête et col du fémur érodés, déformés; cavité cylindrique très-vaste; traces d'une ancienne fracture.

914. Destruction des troisième, quatrième et cinquième côtes par l'effet d'une fonte de ces os.

915. Fonte d'une portion des deuxième, troisième, quatrième et cinquième côtes.

916. Morceaux de côtes à demi dissous.

917. Fonte des côtes et d'une partie des os du bassin.

Déformation des extrémités articulaires des os ; fausses articulations.

Le simple gonflement de ces extrémités affecte ordinairement les os ayant une tête arrondie. Quelquefois on trouve la tête articulaire des os singulièrement défigurée. Les articulations iléo-fémorale et fémoro-tibiale présentent ces difformités au plus haut degré.

L'état éburné des surfaces articulaires vient parfois se joindre au gonflement.

Les fausses articulations résultent soit de la non-réunion d'une fracture, soit du déplacement d'un os luxé ; tantôt on observe que les fragments donnent naissance à des brides ligamenteuses qui les unissent entre eux ; tantôt ils sont revêtus d'une substance calleuse ; tantôt, enfin, on trouve, enchâssées dans le tissu nouvellement formé, des productions nouvelles de figure irrégulière.

Les fausses articulations, après des luxations, ne se voient guère qu'à l'humérus et au fémur. L'humérus se creuse une nouvelle cavité sur la face antérieure de l'omoplate ; le fémur, sur la face externe de l'os des îles ou sur la branche de l'ischion. La tête de l'os déplacé conserve son cartilage diarthrodial : à cette tête correspond une cavité recouverte d'une légère couche de substance cartilaginiforme ; une capsule articulaire, formée d'un tissu serré et dense, assujettit cette articulation. La face interne de cette capsule est lisse par l'action mécanique de la tête de l'os, qui, après un séjour prolongé dans les chairs, se trouve renfermé dans une espèce de kyste à parois lisses et humides.

N.^{os} d'ordre.

918. Déformation de la tête des côtes.

919. Ramollissement, déformation considérable de la tête de l'humérus ; déformation des surfaces articulaires du coude droit.

920. Déformation des os de l'articulation du coude.

920 *a*. Déformation avec usure des extrémités articulaires de l'humérus et du radius.

921. Modèle d'un membre supérieur gauche, dont on a retranché les extrémités articulaires cariées de l'humérus et du cubitus. Le malade a guéri. (Don de M. le docteur CHAMPION, de Bar-le-Duc.)

922. Déformation de la cavité cotyloïde par suite de coxalgie. (Don de M. le docteur ARONSSOHN.)

923. Dégénérescence particulière des surfaces de l'articulation coxo-fémorale et fémoro-tibiale des deux extrémités inférieures.

924. Bassin de femme, irrégulier, avec fausse articulation iléo fémorale des deux côtés.

925. Destruction de la cavité cotyloïde; commencement d'une nouvelle cavité sur la face externe de l'os des iles.

926. Déformation de la cavité cotyloïde; 2 exemplaires.

927. Bassin irrégulier de femme, avec fausse articulation iléofémorale.

928. Articulation iléo-fémorale droite, atteinte de coxocace; cavité cotyloïde érodée, percée dans son centre d'un trou large; tête et col de fémur presque entièrement détruits, et la portion restante du col enchâssée dans le fond de la cavité cotyloïde.

929. Os innominé gauche; formation d'une nouvelle cavité cotyloïde; oblitération incomplète de l'ancienne, remplie d'adipocire. (Don de M. le docteur PACOUD, de Bourg.)

930. Cavité cotyloïde oblitérée.

931. Usure et déformation de la cavité glénoïde de l'omoplate; ligament postérieur converti en pont osseux.

932. Déformation de la tête du fémur, par suite du ramollissement de l'os; agrandissement de la cavité cotyloïde.

933. Fausse articulation iléo-fémorale gauche, avec déformation singulière de la tête du fémur.

934. Déformation de la tête du fémur; disparition de la cavité cotyloïde; formation d'une nouvelle cavité.

935. Singulière déformation de la tête du fémur; formation d'une nouvelle cavité articulaire; atrophie.

936. Articulation iléo-fémorale droite, attaquée de coxocace; cavité cotyloïde érodée, percée d'un trou; tête et col de fémur, détruits par l'effet de la maladie.

937. Déformation et perforation de la cavité cotyloïde gauche.

938. Têtes de fémur déformées; 5 exemplaires.

939. Déformation de la tête du fémur.

940. Allongement et déformation de la tête du fémur.

941. Déformation de la tête du fémur et du grand trochanter.

942. Fémurs droit et gauche ayant la tête déformée et le col atrophié.

943. Destruction de la tête du fémur; 2 exemplaires.

944. Condyles du fémur et du tibia d'un garçon attaqué de tumeur blanche de l'articulation du genou; les épiphyses sont érodées à l'intérieur par la carie et réduites en capsules osséo-cartilagineuses. On a ajouté à ces os malades les mêmes os du côté sain, afin de pouvoir apprécier la différence qui existe entre eux.

945. Condyles du fémur et du tibia, déformés par l'effet du principe arthritique.

946. Ramollissement et déformation des surfaces articulaires du genou, avec fracture d'un des condyles du fémur.

947. Extrémités articulaires du fémur et du tibia gauches, déformées par l'effet de l'arthritis.

948. Parties articulaires du fémur et du tibia déformées et affectées d'éburnation.

949. Destruction du cartilage articulaire des condyles du fémur.

950. Déformation de l'articulation fémoro-tibiale, avec luxation en dehors de la rotule; os atrophiés.

951. Destruction des cartilages articulaires du genou.

952. Érosion du cartilage articulaire des condyles du fémur.

N.^s d'ordre.

953. Déformation des extrémités articulaires du tibia et du péroné, par raréfaction du tissu et des ostéophytes.

954. Destruction du cartilage articulaire des condyles du tibia.

955. Tête du péroné, difforme.

956. Extrémité inférieure du péroné, déformée.

Ankylose; Synostose.

L'ankylose est vraie ou complète, fausse ou incomplète. Dans la
première, les os sont tellement soudés qu'ils ne forment plus qu'une
seule pièce, en sorte que les mouvements sont abolis pour toujours;
il n'existe plus ni membrane synoviale, ni cartilages articulaires,
ni lame compacte. Dans la fausse ankylose les os ne sont pas soudés, ils jouissent encore d'une certaine mobilité.

L'ankylose vraie commence par l'ankylose fausse.

Les articulations les plus susceptibles de s'ossifier sont les plani-
formes.

On rapporte des exemples d'ankylose vraie de presque tous les os
du squelette. (Portal, Larrey.)

L'ankylose vraie de la mâchoire inférieure a été observée par Co-
lumbus, Meckel et Percy.

Il n'existe point d'exemple bien avéré d'ankylose vraie de la symphyse pubienne. Le cas rapporté par Sandifort n'est pas très-
concluant.

N.^{os} d'ordre.

957. Ankylose complète de l'articulation huméro-cubitale.

958. Ankylose vraie du coude à la suite de fracture.

959. Ankylose vraie à l'articulation du coude, avec carie.

960. Ankylose vraie des os du carpe.

961. Ankylose complète de l'articulation coxo-fémorale; 2 exempl.

962. Ankylose du cinquième métatarsien; os jaunis par l'effet
de l'ictère.

963. Ankylose incomplète de l'articulation iléo-fémorale gauche,
avec carie profonde d'une grande partie de la tête du
fémur.

964. Première vertèbre verticale soudée à l'occipital.

965. Seconde et troisième vertèbres cervicales réunies par synostose.

966. Vertèbres soudées par leurs apophyses obliques.

967. Corps de vertèbres synostosés comme pétrifiés.

968. Synostose des deux pièces du sternum; 2 exemplaires.

969. Côtes et vertèbres synostosées.

970. Deux côtes réunies par synostose.

971. Côtes réunies par synostose.

972. Pont osseux entre deux côtes, dont l'une avait été fracturée.

973. Portion de côte unie par synostose à l'angle de l'omoplate.

974. Ossification des cartilages des côtes.

975. Synostose des os du carpe entre eux.

976. Synostose d'une espèce particulière, entre un os du métacarpe et ceux du carpe, à la suite d'un coup de feu et de fracture.

977. Synostose d'un os métacarpien avec le carpe.

978. Synostose des os du carpe avec ceux du métacarpe.

979. Synostose d'un os métacarpien avec son voisin.

980. Bassin d'homme, très-pesant, à éminences osseuses très-prononcées, avec synostose de l'articulation iléo-fémorale des deux côtés.

981. Bassin d'homme; iléon gauche soudé avec le sacrum.

982. Bassin d'homme avec ossification partielle des deux symphyses sacro-iliaques.

983. Synostose parfaite de l'articulation iléo-fémorale droite.

984. Bassin de femme; os des îles trop perpendiculaires; cinquième vertèbre lombaire ossifiée dans son articulation avec le sacrum : diamètre sciatique $4\frac{1}{2}$ pouces.

Pour termes de comparaison on a réuni les pièces d'étude d'*ostéo-logie pathologique* suivantes :

(Ces os sont sciés dans tous les sens, afin de pouvoir bien étudier la structure interne et le rapport qui existent entre les diverses substances qui entrent dans leur composition.)

Elles se rapportent :

N.ᵒˢ d'ordre.

985. Au gonflement par compacité (*ostéosclérose* L.).

986. Au gonflement par raréfaction (*ostéoporose* L.).

987. Au spina ventosa (*ostéospongiose* L.).

988. Aux végétations osseuses (*ostéophytes*).

989. Au ramollissement des os (*ostéomalacie*).

990. A la fragilité des os (*ostéopsathyrose*).

991. A l'ostéosarcome et à l'ostéosarcose.

992. A la fonte des os (*ostéolyose*).

993. A la formation du cal, après les fractures (*ostéotylose*).

994. A la régénération des os, après la nécrose (*néoplasie osseuse*).

Variétés faisant suite aux maladies de l'appareil osseux.

995. Humérus d'un amputé.

996. Moignon cicatrisé du bras d'une femme amputée.

997. Deuxième et troisième phalanges des troisième et quatrième doigts amputées.

998. Astragale d'un homme qui dans une chute s'est luxé le pied, avec issue de cet os, qui fut extrait : le malade guérit. (Don de M. le professeur CAILLIOT.)

999. Fœtus embaumé.

1000. Morceau de côte d'une momie d'Égypte.

1001. Os de la main d'une momie d'Égypte.

1002. Os de la jambe noircis par la putréfaction.

Anatomie pathologique comparée.

Anomalies et maladies de l'appareil osseux chez les animaux.

N.^{os} d'ordre.

1003. Tête de chevreuil dont les cornes sont singulièrement conformées.

1004. Exostose à la mâchoire inférieure d'un cheval.

1005. Partie droite de la mâchoire inférieure d'un cheval, avec excroissance botrytique.

1006. Vertèbres de cheval soudées : 2 pièces.

1007. Vertèbres dorsales d'un cheval réunies par synostose.

1008. Apophyses transverses de vertèbres de cheval soudées.

1009. Vertèbres de cheval soudées à leurs corps et à leurs apophyses obliques.

1010. Deux portions de côtes de bœuf, l'une avec fracture consolidée, l'autre non consolidée.

1011. Côte de bœuf fracturée, non consolidée.

1012. Côte de cheval fracturée, consolidée.

1013. Côtes de bœuf fracturées et non soudées; extrémités des fragments entourées d'une virole osseuse.

1014. Quatre os du pied d'un cheval affectés d'excroissance et de *spina ventosa*.

1015. Fracture de l'humérus d'une oie.

1016. — des os de la jambe d'une oie.

1017. — du tibia d'un dindon.

1018. — du tibia d'une poule.

1019. — du fémur d'un pigeon.

1020. — d'un os de poulet.

1021. — consolidée d'un fémur de poulet.

1022. — d'os de grenouille.

1023. Synostose entre le fémur et l'os iliaque; os de quadrupède.

1024. Fracture de l'humérus d'un lièvre.

1025.   —   du tibia d'une oie.

1026.   —   du tibia d'un canard.

1027.   —   de l'humérus d'un dindon.

1028. Triple fracture consolidée d'un humérus de dindon.

1029. Fracture de l'humérus d'un canard.

1030.   —   consolidée des os de la jambe d'une poule.

1031.   —   du tibia, consolidée.

1032. Fémur d'un pigeon, affecté d'exostose.

1033. Os wormiens à la suture coronale d'un hérisson.

1034.   —   à la suture coronale d'un chien.

1035.   —   à la suture sagittale d'un chien; deux pièces.

1036.   —   à la place de la grande fontanelle d'une tête de chat; 2 pièces.

1037.   —   à la place de la grande fontanelle d'une tête de lapin.

1038.   —   à l'angle mastoïdien du pariétal droit d'un chevreuil.

1039. Tête de chien avec insertion des os intermaxillaires au vomer.

1040. Ligament zygomatico-frontal d'un chat, devenu osseux.

1041. Tête de chat avec quatre dents incisives dans une moitié de l'os intermaxillaire.

1042. Tête d'un cochon d'Inde, avec difformité de l'os et du grand trou occipital.

1043. Tête de chevreuil dont les cornes, très-petites, sont recourbées en arrière.

1044. Condyles de la mâchoire inférieure d'un chevreuil, excavés.

1045. Végétations aux deux dents molaires de la mâchoire inférieure d'un chevreuil.

1046. Mâchoire inférieure d'un chevreuil avec une seule dent molaire très-usée.

Cals.

N.^{os} d'ordre.

1047. Cal au frontal droit et à l'arcade zygomatique d'un hérisson, avec éburnification.

1048. — à l'arcade zygomatique d'une martre.

1049. — au frontal droit d'un putois; carie au frontal gauche.

1050. — au condyle droit de la mâchoire inférieure d'un chien.

1051. — aux angles de la mâchoire inférieure d'un renard.

1052. — à l'os propre du nez d'un chat; condyles de la mâchoire inférieure, excavés.

1053. — à une vertèbre lombaire d'un chien. La fracture avait été occasionnée par une roue de voiture passant sur le dos de l'animal, qui vécut encore longtemps après l'accident.

1054. — aux deux apophyses transverses d'une vertèbre lombaire d'un chat.

1055. — à deux côtes d'un cochon de lait.

1056. — à quelques côtes de taupes.

1057. — à une côte de chien de berger.

1058. — à l'humérus droit d'un chien, à la suite d'une fracture compliquée.

1059. — au radius d'un corbeau.

1060. — au tibia droit d'un chien.

1061. — aux deux os métatarsiens d'un chat.

1062. Carie aux os frontaux d'un putois.

1063. Carie des cornets d'un chevreuil.

1064. Végétations, ostéophytes aux os frontaux d'un putois.

1065. *Spina ventosa* à l'humérus, au cubitus et radius gauches d'un chat.

1066. Fistule dentaire à la mâchoire inférieure du côté droit d'un cheval.

APPAREIL MUSCULAIRE.

Anatomie physiologique.

Muscles desséchés.
Muscles injectés et desséchés.

Les muscles desséchés, et plus particulièrement ceux qui sont injectés, prouvent jusqu'à quel point les vaisseaux sanguins pénètrent dans la substance charnue. Les muscles de fœtus, ainsi préparés, sont convertis en une masse rouge, qui, au premier abord, paraît peinte, mais qui se trouve ainsi colorée uniformément par l'injection en rouge des artères et des veines, et du passage de la matière des capillaires artériels dans les capillaires veineux.

Sur une pièce qui représente les muscles du pied, se trouvent également préparés avec soin les ligaments de cette partie rendus très-apparents par la dessiccation.

N.^{os} d'ordre.

1067. Diaphragme d'un adulte, séché.

1068. Diaphragme d'un jeune sujet, séché.

1069. Diaphragme d'un jeune sujet, injecté.

1070. Morceaux de diaphragme injectés.

1071. Muscles de la main, séchés.

1072. Muscles du pied, séchés; 3 pièces.

1073. Muscles gastrocnémiens et soléaire d'un jeune sujet, injectés.

1074. Tendon d'Achille avec les vaisseaux sanguins injectés.

Anomalies de nombre et de points d'insertion.

(Les nombreuses variétés de muscles qui jusqu'à présent ont été observées à notre amphithéâtre, mais qui n'ont pas été conservées, se trouvent consignées et décrites par AL. LAUTH dans le tome I.ᵉʳ des *Mémoires de la société d'histoire naturelle de Strasbourg.*)

N.ᵒˢ d'ordre.

1075. Muscle biceps à trois chefs; le chef anomal s'insère à l'humérus au-dessous du muscle coraco-brachial; 2 exemplaires du bras gauche.

1076. Long chef du muscle biceps s'attachant par un tendon grêle à la petite tubérosité de l'humérus (bras droit).

1077. Muscle extenseur accessoire du doigt médius, part de l'extrémité inférieure du radius et se confond près de l'articulation métacarpo-phalangienne avec l'extenseur commun des doigts.

1078. Muscle abducteur accessoire du pouce, s'attachant au delà du tiers supérieur et interne du radius, au ligament interosseux, et inférieurement à l'os trapèze.

1079. Muscle fléchisseur superficiel commun, ne donnant point de tendon au petit doigt.

1080. Muscle carré pronateur de l'avant-bras, disposé en trois faisceaux triangulaires distincts.

Anatomie pathologique.

Maladies des muscles et des tendons.

Muscles :

Atrophie.

Myodémie (conversion en gras).

Ossification.

Érosion.   •

Entozoaires.

Tendons et *Aponévroses :*

Rupture.

Kystes synoviaux.

Ligaments :

Ossification.

L'atrophie des muscles a été la suite d'une innervation affaiblie par l'effet d'une chute sur la hanche. Le bassin de cet individu se trouve sous le n.° 520.

La conversion des muscles en gras se rencontre plus particulièrement aux extrémités inférieures. On la trouve souvent dans les atrophies par ankylose. Les muscles graisseux conservent parfois le même volume qu'avant leur transformation. Si leur action n'est pas tout à fait empêchée, cela vient sans doute de ce que la transformation n'est presque jamais complète. (Elle a été observée surtout par Leuwenhoeck, Albinus, Haller, Vicq d'Azyr, Lobstein.)

L'ossification des muscles n'existe que dans leurs portions aponévrotiques et tendineuses. Cependant, dans la formation du cal à la suite de fracture, les couches les plus profondes des muscles éprouvent la transformation osseuse (Cruveilhier).

Le *tænia muscularis,* mieux désigné sous le nom de *finna humana,* est le *cysticercus cellulosæ,* de Rudolphi, si commun chez le porc, où il constitue la maladie connue sous le nom de *ladrerie :* c'est un vers vésiculeux, à corps déprimé, la tête garnie de quatre suçoirs. Quand on ouvre cette vessie, l'animal, s'il est vivant, fait rentrer sa tête dans le corps.

Lobstein en a trouvé six sur le même individu, logés dans les interstices celluleux des muscles de l'épaule. Je l'ai rencontré en très-grand nombre dans le tissu de la pie-mère, à la surface supérieure du cerveau.

La rupture du tendon d'Achille a été plusieurs fois observée. La réunion s'opère au moyen d'un tissu fibreux, qui forme un renflement plus ou moins apparent (Cruveilhier).

Maladies des muscles.

1081. Atrophie du muscle gastrocnémien d'un côté (celui de l'autre côté est dans l'état naturel). La pièce ostéologique correspondante se trouve sous le numéro 520.

1082. Conversion en gras (myodémie) des muscles demi-membraneux des deux côtés. Tous les autres muscles sont restés dans leur état naturel. (Voyez Lobstein, Rapport sur les travaux anatomiques, p. 13.)

1083. Conversion en gras de tous les muscles de l'extrémité inférieure du cadavre d'une femme âgée de 104 ans.

1084. Concrétion osseuse développée dans le muscle gastrocnémien vers l'une de ses attaches supérieures, ainsi que dans le plantaire grêle.

1085. Ossification du centre aponévrotique du diaphragme.

1086. Destruction par suppuration, des muscles jambier et extenseur commun des orteils.

1087. *Tænia muscularis (finna humana)* rencontrée dans les muscles de l'omoplate d'un jeune homme. (Voyez Lobstein, Rapport sur les travaux anatomiques; p. 12.)

Maladies des tendons et des aponévroses.

1088. Rupture partielle du tendon d'Achille.

1089. Kyste développé dans l'intérieur d'un tendon d'un des muscles fléchisseurs des doigts de la main.

1090. Concrétion osseuse très-épaisse et large, développée dans la portion aponévrotique du diaphragme.

1091. Ossification dans le muscle petit psoas, vers la partie tendineuse.

1092. Concrétion osseuse très-épaisse et très-étendue, développée entre le muscle carré de la cuisse et le col du fémur.

1093. Ossification du ligament postérieur de l'omoplate des deux côtés.

APPAREIL DE LA CIRCULATION DU SANG ET DE LA LYMPHE.

Anatomie physiologique.

Cœur, Artères, Veines, Vaisseaux lymphatiques.

Les préparations angéologiques n'ont de valeur qu'autant que les rapports entre les vaisseaux sanguins et les organes voisins se trouvent conservés. C'est dans ce but qu'ont été confectionnées la plupart de ces pièces, et les injections que l'on pratique tous les ans et en très-grand nombre à l'amphithéâtre d'anatomie, nous ont mis à même d'avoir des séries complètes de toutes les distributions de l'arbre artériel et veineux jusque dans leurs dernières divisions. Les recherches de Gustave Lauth [1] sur les ramifications de la veine cave supérieure, avaient déjà doté le Cabinet d'un certain nombre de préparations fort instructives ; elles viennent d'être renforcées et complétées par les soins de M. le docteur Bach, chef des travaux anatomiques, qui a fourni une très-belle suite de veines superficielles et profondes de la tête et du rachis. Ces pièces se distinguent surtout par la netteté de leur préparation et les communications des sinus vertébraux avec les veines qui rampent à la surface externe de la colonne épinière.

Trente cœurs de l'espèce humaine, tant injectés que non injectés, mais ceux-ci ouverts et distendus, font voir le développement de cet organe depuis l'époque embryonnaire jusqu'à celle de la vieillesse, ainsi que la disposition de ses cavités. Sur un des cœurs, les vaisseaux coronaires sont injectés de mercure. Un autre est séparé en deux

---

[1] *Specilegium venæ cavæ superioris; Argentor.*, 1815.

moitiés ou en deux cœurs, susceptibles d'être rajustés. C'est une de ces préparations sur lesquelles il suffit de jeter un coup d'œil pour saisir de suite une vérité physiologique. Sur d'autres cœurs les nerfs cardiaques sont suivis jusque dans la fibre musculaire des ventricules.

Dans beaucoup de préparations angéologiques on s'est surtout appliqué à injecter les organes de l'embryon et du fœtus avec de la colle dissoute dans l'eau et rougie avec du cinabre, matière qui est très-susceptible de pénétrer le plus avant possible. Nous conservons une injection parfaite des lèvres et de la bouche d'un fœtus à terme ; du pariétal de la clavicule et de l'omoplate, ainsi que du bassin, d'un fœtus d'environ huit mois. Les pièces sont conservées dans l'essence de térébenthine, après avoir été séchées.

La substance médullaire du cerveau se refuse, il est vrai, à l'injection. On n'est pas encore parvenu à faire pénétrer jusque dans les parties les plus intimes de cette pulpe blanche, les matières propres aux injections les plus délicates. Il n'en est pas de même de la substance corticale. Plusieurs pièces présentent cette dernière complétement teinte en rouge par la matière de l'injection.

Quant à la pie-mère, il est plus fréquent de la voir parfaitement injectée. Celle d'un fœtus ne laisse rien à désirer à cet égard, de même qu'une portion de moelle épinière de jeunes sujets, avec les enveloppes. Les nerfs qui sortent des deux côtés de cette moelle sont préparés de manière à ce qu'on aperçoive les petits vaisseaux qui rougissent leurs cordons et leurs ganglions.

Des membranes pupillaires parcourus par des vaisseaux sanguins injectés, très-déliés ; des segments postérieurs de la capsule cristalloïde, également injectés, prouvent combien, dans chaque organe, quelque délicat que soit sa structure, le mode de distribution vasculaire varie.

Les membranes muqueuses sont de toutes les membranes nonseulement les plus riches en vaisseaux, mais aussi celles sur lesquelles on peut suivre avec le plus de facilité la distribution. De nombreuses pièces appartenant au canal alimentaire de l'embryon et du fœtus, font apercevoir (à la loupe) l'admirable division de ces vaisseaux.

A ces préparations, concernant la pénétration des vaisseaux sanguins dans le tissu intime de nos organes, se rattache une matrice d'un embryon de six mois, encore à demi transparente, comme le sont les organes à cet âge de la vie, et qui présente un aspect pointillé par l'effet de l'injection, qui a pénétré dans son parenchyme.

La difficulté que l'on éprouvait autrefois à mettre à découvert les nombreuses branches de l'artère maxillaire interne, en conservant les vaisseaux superficiels, n'existe plus. Nous possédons plusieurs têtes sur lesquelles on peut voir tout à la fois le trajet de l'artère vertébrale avec ses rameaux, celui de la carotide interne avec ses diverses inflexions et tout l'ensemble des branches, rameaux et ramuscules de l'artère carotide externe.

Cœur et artères.

N.^{os} d'ordre.

1094. Système artériel entier d'un adulte.

1095. Systèmes artériel et veineux d'un adulte.

1096. Systèmes artériel et veineux d'un jeune sujet.

1097. Arbre artériel injecté.

1098. Cœur et gros vaisseaux du tronc d'un jeune sujet.

1099. Cœur de jeune sujet avec une portion de l'arbre artériel et veineux.

1100. Cœur avec les artères du cou et de la tête.

1101. Trois cœurs dont on a séparé avec soin la membrane séreuse, pour pouvoir apercevoir la disposition des fibres musculaires; 3 pièces.

1102. Cœur de jeune sujet, dont la membrane externe a été détachée pour faire voir la disposition des fibres musculaires des oreillettes et des ventricules, ainsi que de la cloison; 2 exemplaires : l'un entier, l'autre, où le cœur droit est artistement séparé du cœur gauche. (Ces cœurs ont été durcis par l'ébullition.)

1103 à 1113. Cœurs d'adultes, injectés; 11 exemplaires.

1114 à 1120. Cœurs de jeunes sujets, injectés; 7 exempl.

1121 à 1123. Cœurs d'adultes, séchés et ouverts; 3 exempl.

1124 à 1132. Cœurs de fœtus, injectés; 9 exemplaires.

1133. Cœurs et poumons de fœtus.

1134 à 1136. Cœurs injectés; 3 exemplaires.

1137. Cœur injecté, avec les nerfs cardiaques.

1138. Cœur avec le péricarde.

1139. Tronc de l'artère pulmonaire, injecté par voie rétrograde, pour faire voir que les valvules sigmoïdes bouchent exactement l'orifice de cette artère.

1140. Portion de l'artère pulmonaire avec les valvules sigmoïdes.

1141. Crosses de l'aorte, injectées.

1142. Portions d'artère aorte avec les vaisseaux nourriciers.

1143. Aorte ventrale.

1144. Préparation des tuniques de l'aorte; membrane fibreuse divisée en plusieurs feuillets.

1145. Préparation de l'artère carotide externe et maxillaire interne.

1146. Artère carotide avec toutes ses divisions. (Pièce présentée au concours pour la place de chef des travaux anatomiques, par M. le docteur Bach.)

1147. Artère carotide externe.

1148. Artère thyroïdienne moyenne (dite de Neubauer) d'un jeune sujet.

1149. Rameaux profonds de la carotide externe.

1150 et 1151. Préparation des artères carotide interne, externe, maxillaire interne et vertébrale; 2 pièces.

1152 et 1153. Artère maxillaire interne ; 2 exemplaires.

1154. Préparation des derniers rameaux fournis par la maxillaire interne.

1155. Artère maxillaire interne.

1156. Artère carotide interne avec ses inflexions.

1157. Artères vertébrales.

1158. Artères vertébrales et cercle artériel de Willis.

1159. Cercle artériel de Willis.

1160. Artères mammaires internes et épigastriques.

1161. Distribution de l'artère mammaire interne, et ses communications avec l'épigastrique.

1162. Artère aorte, artères intercostales, veine cave inférieure, veine azygos.

1163. Artères situées sur la colonne vertébrale et dans le petit bassin.

1164. Artères et veines du système chylopoiétique.

1165. Vaisseaux de l'estomac, de la rate et du canal alimentaire.

1166. Vaisseaux du foie et de l'estomac.

1167. Artères de la vessie, du rectum, du cordon spermatique et de la verge.

1168. Artères de l'articulation scapulo-humérale.

1169. Artères de l'épaule.

1170. Artères et veines de l'extrémité supérieure.

1171. Artères rampant sur l'omoplate.

1172. Artères du pli du coude.

1173 à 1175. Artères de la main ; 3 exemplaires.

1176. Arcade palmaire superficielle injectée.

1177. Main dont les artères et veines sont injectées de mercure.

1178 à 1185. Artères de l'extrémité inférieure ; 8 exempl.

1186 à 1188. Artères du pied : 3 exemplaires.

1189. Appareil microscopique de Prochaska, servant à démontrer les vaisseaux capillaires dans les divers tissus.

Veines.

1190. Veines et artères de la tête, du cou et de la nuque. (Par M. le docteur Bach.)

1191. Veines superficielles et profondes du cou et de la tête.

1192 et 1193. Veines du cou et de la tête; sinus de la dure-mère injectés ; 2 exemplaires.

1194. Veines superficielles du cou et de la tête.

1195. Veines de la face.

1196. Veines profondes de la face.

N.ᵒˢ d'ordre.

1197. Veine maxillaire interne.

1198. Sinus de la dure-mère, injectés.

1199. Veines des os du crâne, injectées. (Par M. le docteur BACH.)

1200. Veines et artères superficielles du rachis, en rapport avec les principaux troncs vasculaires et le canal thoracique. (Par le même.)

1201. Veines et artères superficielles et profondes du rachis; canal thoracique; coupe de l'un des côtés des arcs des vertèbres dans toute la longueur de la colonne vertébrale. (Pièce présentée au concours pour la place de chef des travaux anatomiques, par le même.)

1202. Veines et artères superficielles et profondes du rachis; plexus veineux longitudinaux; coupe antéro-postérieure de la colonne vertébrale. (Par le même.)

1203. Communication des plexus veineux longitudinaux avec les veines intercostales. (Par le même.)

1204. Plexus veineux rachidiens transverses. (Par le même.)

1205. Veines profondes de la colonne cervicale.

1206. Veines antérieures et profondes du sacrum. (Par le même.)

1207. Veine azygos, veines vertébrales, sinus vertébraux. (Par M. G. LAUTH.)

1208. Veine azygos double.

1209. Système de la veine porte avec les artères correspondantes.

1210. Veine basilique avec les vaisseaux nourriciers.

1211. Veines de la jambe, injectées par les artères.

1212. Canal veineux des os du crâne, des vertèbres, de l'os des îles, de l'humérus. (Par M. le docteur BACH.)

Vaisseaux lymphatiques.

Ces préparations démontrent la structure et la manière d'être des lymphatiques dans les divers tissus; leur communication avec les veines sanguines, autres que par les deux sous-clavières. Sur l'une des pièces on peut reconnaître le trajet non interrompu des lymphatiques, depuis la région métatarsienne jusque dans le canal thoracique, et la terminaison de celui-ci dans la veine sous-clavière gauche. On y retrouve aussi la réunion des vaisseaux lymphatiques de l'extrémité supérieure droite, formant la grande veine lymphatique du même côté, s'abouchant avec la veine sous-clavière correspondante.

Des glandes lymphatiques, parfaitement injectées, des plexus lymphatiques du bassin et de la région lombaire, des réservoirs de Pecquet, diversement configurés, et des canaux thoraciques, augmentent la série des préparations destinées à démontrer une grande partie du système absorbant. Non-seulement l'homme, mais encore les animaux, ont fait le sujet de nos recherches, et M. ALEXANDRE LAUTH notamment, a fait voir, par ses injections, de nombreuses communications de lymphatiques avec les veines sanguines.

Nous possédons surtout de belles préparations de lymphatiques de la région inguinale, fémorale et du pénis. Un seul coup d'œil jeté sur ces pièces, suffit pour concevoir la formation de bubons par suite d'infection syphilitique. Aux lymphatiques déjà énumérés se joignent encore ceux de l'estomac, des tuniques intestinales, des reins, du mésentère, de la peau de différentes régions du corps, etc.

Il n'est donc guère d'organes dont nous ne puissions démontrer, à l'aide de pièces soigneusement préparées, la présence et la manière d'être des vaisseaux absorbants.

N.^{os} d'ordre.

1213. Glandes lymphatiques sous-cutanées. (**A. LAUTH.**)

1214. Glandes lymphatiques et vaisseaux afférents et efférents. (**SULTZER.**)

1215. Vaisseaux lymphatiques de la partie supérieure du bras droit, avec les veines sous-clavière et axillaire, le plexus brachial et la première côte; nombreux lymphatiques superficiels et profonds, avec glandes, remplis de mercure; un vaisseau lymphatique considérable, injecté de cire blanche, contourne la veine axillaire et s'abouche dans la veine sous-clavière. (Le même.)

1216. Lymphatiques du bras et de l'avant-bras gauches, avec glandes et veines : ils adhèrent aux parties molles superficielles, qui elles-mêmes sont accolées aux os du bras et de l'avant-bras. (Sultzer.)

1217. Extrémité supérieure gauche, toutes les parties conservées; (humérus, bras, avant-bras, main, tous les muscles antérieurs, artères, veines; les artères sont injectées jusqu'au bout des doigts). Un grand vaisseau lymphatique rempli de cire blanche, entre dans la veine.

Les glandes axillaires, les lymphatiques du bras et de l'avant-bras, depuis le carpe, sont injectés de mercure. (Le même.)

1218. Canal thoracique, veine azygos, artère aorte, adhérents à la colonne vertébrale; le canal thoracique est rempli de cire blanche; la citerne du chyle se compose de deux gros vaisseaux; le canal thoracique, à la hauteur de la quatrième vertèbre dorsale, se dirige à gauche, décrit une anse circulaire, et finit par s'ouvrir dans la veine sous-clavière gauche : l'aorte est injectée de matière rouge, l'azygos de matière verte. (Lobstein.)

1219. Canal thoracique; aorte depuis le commencement de sa crosse jusqu'à l'artère iliaque; veine azygos. Le canal thoracique est formé par la réunion de quatre lymphatiques; la citerne du chyle n'existe pas; il monte, en se recourbant plusieurs fois, sur les vertèbres, se dirige à gauche à la hauteur de la cinquième dorsale, monte, d'abord derrière l'aorte, puis derrière la sous-clavière gauche, vers le cou, où il continue à monter dans l'espace d'un pouce, se recourbe ensuite et descend derrière la jugulaire interne, et perfore la paroi supérieure de la veine sous-clavière gauche; il est rempli de cire blanche. On voit de plus les lymphatiques qui adhèrent aux vertèbres lombaires, et ceux qui accompagnent l'artère iliaque droite. Ceux-ci sont injectés de mercure : l'aorte l'est en rouge, l'azygos en vert. (Lobstein.)

1220. Canal thoracique rempli de mercure; aorte non injectée, aplatie; ces vaisseaux adhèrent à un tronçon de colonne vertébrale, depuis les cinquième, sixième, septième vertèbres cervicales jusques et y compris le coccyx. Lymphatiques lombaires, dont la réunion forme le canal thoracique : absence de la citerne du chyle; la dixième vertèbre dorsale et la troisième lombaire présentent des exostoses. (Sultzer.)

1221. Lymphatiques de la plèvre pulmonaire et de la substance du poumon, remplis de matière blanche. (Le même.)

1222. Lymphatiques de la substance pulmonaire, injectés en blanc, sur une tranche mince de substance pulmonaire. (Le même.)

1223. Lymphatiques du poumon, remplis de mercure. Cette pièce se compose d'une portion épaisse du plan moyen, de laquelle s'élève une autre portion. (Le même.)

1224. Lymphatiques de la face antérieure du cœur, dont quelques-uns suivent le trajet des vaisseaux sanguins, mais dont la plupart se répandent sur la substance du cœur dans les intervalles des vaisseaux; ils sont noueux; nulle part on ne voit de glandes; ils sont injectés au mercure. Cette pièce est conservée dans de l'esprit de vin. (A. Lauth.)

1225. Lymphatiques de la face supérieure du foie, du voisinage du ligament suspenseur; quelques lymphatiques du diaphragme. Tous ces vaisseaux se rendent derrière le cartilage xiphoïde aux vaisseaux mammaires, et montent derrière le sternum, vers les veines sous-clavières. (G. Lauth.)

1226. Foie entier; vaisseaux lymphatiques de ses deux surfaces.

Ceux de la face convexe, très-nombreux, se rendent
en trois directions vers les ligaments droit, suspenseur, gauche. On ne voit pas ceux qui appartiennent
au ligament gauche. Les lymphatiques de la face
inférieure suivent, supérieurement, des directions
semblables; il en est qui accompagnent le canal veineux,
et beaucoup d'entre eux recouvrent la vésicule du fiel.

1227. Grand lymphatique, placé devant les vaisseaux sanguins;
glande conglobée, d'où un vaisseau, placé devant la
veine rénale, s'étend jusqu'au rein; d'autres lymphatiques partent de la même glande et vont au rein en
passant derrière l'artère.

1228. Estomac étendu en plan, squirrheux; grande artère coro-
naire remplie de matière rouge; lymphatiques injectés de mercure. Ceux-ci, commençant tout près de la
grande courbure, se portent en grand nombre, tant du
cardia que de la face antérieure de l'estomac, vers la
petite courbure; ils forment quelques plexus et traversent deux glandes.

1229. Estomac en surface plane; beaucoup de lymphatiques,
se réunissant en troncs, se portent vers la petite courbure, où ils traversent plusieurs glandes. (AL. LAUTH.)

1230. Semblable préparation : peu de lymphatiques, pas de
glandes; vers la grande courbure il existe un épanchement de mercure qui y a conservé son brillant, tandis
que dans les vaisseaux le métal est altéré par le séjour
de la pièce dans une solution de sublimé. (Le même.)

1231. Grande portion de jéjunum et commencement de l'iléon;
artères injectées en rouge; veines du mésentère et
quelques-unes de l'intestin, remplies de matière verte;
glandes du mésentère et lymphatiques élégamment
injectées de mercure; quelques lymphatiques s'étendent jusque sur l'intestin. (SULTZER.)

1232. Mésentère avec jéjunum. Toutes les veines sont injectées en vert; glandes et lymphatiques du mésentère remplis de mercure; il n'y a pas de lymphatiques sur l'intestin, mais l'origine de beaucoup de veines renferme du mercure.

1233. Mésentère avec jéjunum; veines remplies de cire verte : leurs origines contiennent du mercure; glandes et lymphatiques du mésentère injectés de mercure; pas de lymphatiques sur l'intestin. (Lobstein.)

1234. Petite portion du jéjunum avec son mésentère; veines injectées en vert : leurs radicules renferment du mercure; lymphatiques du mésentère et quelques-uns des intestins, glandes mésentériques, injectés de mercure. Ces lymphatiques de l'intestin sont en connexion avec les origines des veines; mais non avec les lymphatiques du mésentère. (Le même.)

1235. Portion de jéjunum avec un peu de mésentère; les lymphatiques montent du mésentère vers les deux faces de l'intestin, s'y distribuent obliquement en rameaux, vers le bord opposé du mésentère, qu'ils longent. (Al. Lauth.)

1236. Portion notable de mésentère, auquel adhère une anse de l'intestin iléon; veines injectées en vert : quelques-unes de leurs racines renferment du mercure; lymphatiques et glandes du mésentère, remplis de mercure.

1237. Mésentère avec iléon incisé et étendu; les lymphatiques du mésentère rampent sur l'intestin, quelques-uns en ligne droite, les autres se portent obliquement vers le bord opposé du mésentère. (Le même.)

1238. Iléon insufflé avec une partie du mésentère; les lymphatiques s'étendent sur l'intestin, en s'y divisant; les autres se portant vers le bord opposé du mésentère, en suivant une direction longitudinale et oblique. (Al. Lauth.)

1239. Plexus lymphatiques, qui, le long des artères, montent du petit bassin et de l'aine vers la troisième vertèbre lombaire.

1240. Bassin avec trois vertèbres lombaires; bifurcation de l'aorte; division de l'iliaque primitive droite; les lymphatiques suivent le trajet de l'aorte et s'étendent entre ses divisions vers le sacrum; d'autres accompagnent les artères crurale et hypogastrique, traversent la région inguinale, deviennent sous-cutanés, traversent des glandes et recouvrent la face antérieure de la cuisse jusque vers son milieu. (Sultzer.)

1241. Lymphatiques du pénis; veines crurale et saphène injectées en vert, artère crurale en rouge; treize lymphatiques montent, étalés sur la face antérieure de la cuisse, vers l'aine, avec la veine saphène, traversent alors quelques glandes, puis montent avec les vaisseaux sanguins, en formant des plexus variés; les lymphatiques du pénis sont injectés dans toute leur longueur, et traversent, en se portant vers chaque cuisse, dans les glandes lymphatiques. (Al. Lauth.)

1242. Glandes inguinales. Les lymphatiques qui passent d'une de ces glandes à l'autre, forment entre eux de nombreuses anastomoses, et de ces entrelacements partent des vaisseaux tantôt isolés, tantôt réunis en faisceau. (Sultzer.)

1243 à 1245. Trois portions de la région inguinale.

La première présente l'artère et la veine crurales avec leurs divisions; aux rameaux artériels adhèrent des deux côtés, dans l'espace de quelques pouces, des glandes lymphatiques et des vaisseaux lymphatiques profonds, remplis de mercure.

La deuxième pièce paraît être un rameau de l'hypogastrique, auquel adhèrent plusieurs glandes et lymphatiques injectés de mercure.

La troisième consiste en une suite de glandes d'un volume notable, avec des lymphatiques. (AL. LAUTH.)

1246. Morceau, long de huit pouces, des parties molles de l'aine, étalé en membrane, à laquelle adhèrent de nombreux lymphatiques volumineux, s'anastomosant entre eux et traversant des glandes dans toute leur longueur; origine de la veine crurale, qui est insufflée. (AL. LAUTH.)

1247. Pièce semblable, longue de six pouces : veine crurale aplatie. (SULTZER.)

1248. Lymphatiques depuis l'aine, où plusieurs glandes sont injectées, jusqu'au haut de la jambe, accompagnant la veine saphène : étalés. (Le même.)

1249. Glandes de l'aine ; lymphatiques de la cuisse et de presque toute la longueur de la jambe; la veine saphène les accompagne, mais n'est injectée qu'à la cuisse : pièce étalée. (LOBSTEIN.)

1250. Lymphatiques.de l'aine, de la cuisse et d'une partie de la jambe; beaucoup de glandes inguinales, les unes solitaires, les autres entourant conjointement avec des vaisseaux lymphatiques le commencement de l'artère crurale. (SULTZER.)

1251. Métatarse, tarse, jambe; plus haut on n'a conservé que les parties molles; les lymphatiques descendent de l'aine en traversant des glandes, passent sur la cuisse,

sur le tibia , sur le tarse et une partie du métatarse ;
la veine saphène les accompagne le long de la cuisse
et d'une partie de la jambe. (LOBSTEIN.)

1252. Colonne vertébrale entière; portion du bassin : à la partie
inférieure de la pièce on n'a conservé que les parties
molles. Aorte descendante depuis la fin de la crosse ;
elle est injectée en rouge jusqu'aux artères tibiales
vers le pied; portion de la veine jugulaire et sous-
clavière; le canal thoracique, entièrement rempli de
mercure, entre dans cette dernière; le réservoir du
chyle forme une ampoule très-volumineuse; les lymphatiques descendent par le bassin dans le fémur avec
les vaisseaux sanguins. Là ils se divisent en rameaux
superficiels et en profonds; les premiers suivent la
veine saphène et atteignent le dos du pied, les profonds suivent les artères et veines crurales et tibiales jusque vers l'extrémité inférieure de la jambe.
(SULTZER).

1253. Lymphatiques du cordon spermatique et de l'utérus en
gestation; aorte et veine cave injectées, l'une en rouge,
l'autre en vert, depuis l'origine des lombes; veines
spermatiques naissant de la veine cave; origine des
vaisseaux lombaires; utérus dont les artères sont injectées, renfermant le fœtus et ses enveloppes. Les lymphatiques, remplis de mercure, montent près de l'o-
vaire le long du cordon spermatique; ceux qui se
trouvent voisins de l'ovaire s'anastomosent avec les
lymphatiques de l'utérus; ces réseaux communiquent
avec les lymphatiques qui accompagnent les vaisseaux
hypogastriques.

1254. Vaisseaux lymphatiques de la dure-mère.

1255. Vaisseaux lymphatiques du péricarde.

N.^{os} d'ordre.

1256 à 1260. Vaisseaux lymphatiques d'une portion de la peau de la partie supérieure et interne de la cuisse, disposés par deux couches, l'une superficielle, l'autre profonde; 5 pièces.

1261. Lymphatiques du scrotum, formant un réseau considérable dans l'épaisseur du derme et de son tissu cellulaire sous-cutané.

1262. Vaisseaux lymphatiques de la surface inférieure du diaphragme, tapissée par la membrane séreuse abdominale; 3 pièces.

1263. Vaisseaux lymphatiques de la membrane muqueuse de la trachée-artère et des bronches.

1264 et 1265. Vaisseaux lymphatiques de la membrane muqueuse de l'estomac d'un jeune sujet; 2 pièces.

1266. Vaisseaux lymphatiques rampant sur la surface externe du cœur, et accompagnant le trajet des artères et veines coronaires.

1267 à 1271. Vaisseaux lymphatiques disposés en plexus, à la surface interne des parois des ventricules du cœur; 5 pièces.

1272. Vaisseaux lymphatiques de la membrane muqueuse de l'œsophage.

1273. Vaisseaux lymphatiques de la surface externe du testicule d'un jeune sujet.

1274. Trajet des vaisseaux lymphatiques superficiels de l'extrémité inférieure, depuis la région métatarsienne à travers les glandes inguinales lombaires, le réservoir de Pecquet, le canal thoracique, jusque dans la veine sous-clavière gauche. Sur la même pièce se trouvent aussi les lymphatiques superficiels de l'extrémité supérieure droite, la formation de la grande veine lymphatique du même côté jusqu'à son embouchure dans la veine sous-clavière droite.

1275. Plexus lymphatique lombaire.

Anomalies d'origine et de distribution des vaisseaux sanguins.

Les déviations de l'ordre naturel dans le système vasculaire, et notamment de l'arbre artériel, se rencontrent plus particulièrement aux extrémités supérieures et inférieures. Bien que ces variétés s'accordent avec des arrêts de développement, avec l'hypertrophie et l'atrophie, leur connaissance est encore utile et essentielle à celui qui se destine à la chirurgie. La plupart de ces anomalies, dont nous possédons des pièces, sont décrites par AL. LAUTH (*Mémoires de la soc. du mus. d'hist. nat.*, tome I.ᵉʳ, 2.ᵉ partie).

N.ᵒˢ d'ordre.

1276. Transposition du cœur et des gros vaisseaux. L'axe du cœur est obliquement dirigé en avant et à droite; la veine cave supérieure se rend derrière l'artère aorte dans son oreillette, qui est placée à gauche; l'oreillette pulmonaire est placée en arrière et à droite; la crosse de l'aorte est dirigée en arrière et à droite.

1277. Division du tronc aortique. La séparation se fait à dix lignes du cœur; chacune des branches de cette bifurcation a près de deux pouces de long; elles se réunissent de nouveau pour former l'aorte descendante, de manière à circonscrire un espace ovale, par lequel passent la trachée-artère et l'œsophage; la branche droite est un peu plus grosse que la branche gauche; chacune d'elles fournit une carotide et un pouce plus loin une sous-clavière. (HOMMEL, *Compendium noricum.*)

1278. Artère pulmonaire avec quatre valvules sigmoïdes.

1279. Artère sous-clavière droite, naissant après les trois autres troncs et passant derrière eux pour arriver à son côté.

1280. Artère innominée et carotide gauche naissant de la crosse de l'aorte par un tronc commun.

1281. Crosse de l'aorte avec origine séparée des artères carotides et sous-clavières.

1282. Crosse de l'aorte; artère sous-clavière droite, naissant après la gauche, et passant derrière les gros troncs vasculaires ascendants, pour se diriger vers la région sous-clavière droite.

1283. Artère vertébrale naissant de la crosse de l'aorte.

1284. Origine séparée de la carotide et de la sous-clavière droites.

1285. Artère circonflexe antérieure et postérieure de l'humérus, naissant par un tronc commun.

1286. Artère circonflexe postérieure naissant d'un tronc commun, avec la brachiale profonde.

1287. Collatérale cubitale se détachant de la brachiale immédiatement à côté de la brachiale profonde.

1288. Artère interosseuse provenant de la brachiale et donnant une collatérale radiale.

1289 à 1300. Naissance prématurée de l'artère radiale, à droite; 12 exemplaires.

1301. Naissance prématurée de l'artère radiale, à gauche; 1 exemplaire.

1302 et 1303. Naissance prématurée de l'artère cubitale, à droite; 2 exemplaires.

1304. Naissance prématurée de l'artère cubitale, à gauche, 1 exemplaire.

1305. Naissance prématurée de l'interosseuse, à droite; 1 exemplaire.

1306 et 1307. Naissance prématurée de l'interosseuse, à gauche; 2 exemplaires.

1308. Seconde radiale fournie par la brachiale, au pli du coude.

1309. Artère récurrente radiale, naissant par deux racines fournies par la radiale et la brachiale.

1310. Artère radiale venant du tiers supérieur de la brachiale et s'unissant à l'interosseuse antérieure pour se porter sur le dos de la main.

1311. Artère radiale provenant de l'axillaire.

1312 et 1313. Artère cubitale venant de l'axillaire; 2 exempl.

1314. Artère cubitale venant du tiers supérieur de la brachiale.

1315. Artère cubitale provenant du tiers inférieur de la brachiale.

1316 à 1318. Artère interosseuse se détachant de l'axillaire; 3 exemplaires.

1319. Artère interosseuse, se séparant de la brachiale au tiers supérieur du bras. Dans ces pièces l'artère interosseuse égale ou surpasse même en calibre le tronc commun à la radiale et à la cubitale; elle fournit aussi les collatérales du bras et les récurrentes.

1320. Artère récurrente radiale venant de la brachiale.

1321. Artère récurrente radiale venant de la cubitale.

1322. Division de l'artère radiale en branche palmaire et en branche dorsale, vers le milieu de l'avant-bras.

1323. Artère interosseuse superficielle, fournie par la brachiale.

1324. Absence de la branche palmaire de l'artère radiale.

1325. Arcade superficielle palmaire, formée par l'artère cubitale seule.

1326. Arcade superficielle palmaire, formée par l'artère cubitale et un rameau capillaire de la branche antérieure de la radiale.

1327. Artères cubitale et radiale, unies par un petit rameau transversal.

1328. Artères collatérales, fournies en entier par l'arcade superficielle.

1329. Artères spermatiques contournant les veines émulgentes.

1330. Artères rénales au nombre de quatre, la plus inférieure provenant de l'iliaque.

1331. Reins avec quatre artères émulgentes.

N.^{os} d'ordre.

1332. Artère péronière agrandie aux dépens des deux artères tibiales; 2 exemplaires.

1333. Artère péronière renforçant l'artère tibiale antérieure.

1334. Artère tibiale antérieure, très-petite, remplacée sur le dos du pied par la péronière antérieure.

1335. Artère tibiale postérieure, très-petite, remplacée par la péronière.

1336. Artère péronière fournissant la pédieuse et les plantaires.

Anatomie comparée.

Les organes de la circulation du sang chez les animaux se réduisent, quant à notre collection, à une série de cœurs provenant de mammifères et d'oiseaux. La distribution des vaisseaux artériels et veineux se retrouve dans les différents appareils organiques que nous possédons de ces animaux, et se rapporte plus spécialement à la structure des organes de la génération et des produits de la conception.

Cœurs, artères et veines chez les animaux.

N.^{os} d'ordre.

1337. Cœur du mandril.

1338 et 1339. Cœur du chien; 2 exemplaires.

1340. Cœur du loup.

1341. — du chat.

1342. — de la loutre.

1343. — du renard.

1344. — du putois.

1345. — du hérisson.

1346. — du rat.

1347. — du cheval.

1348. — d'un fœtus de vache.

1349. — du cygne sauvage.

1350. — de la cigogne.

1351. — du héron.

1352. Cœur de l'alose.

1353. Artère aorte du chat.

1354. Crosse de l'aorte du phoque à ventre blanc.

1355. Système des gros troncs veineux du chat. (Par M. le docteur Bach.)

Vaisseaux lymphatiques des animaux.

Les lymphatiques des animaux se rapportent plus particulièrement à ceux qui rampent dans l'épaisseur du mésentère et sur les parois intestinales. Le chien, le chat, le blaireau, le cheval, sont les espèces sur lesquelles on a le plus souvent fait les injections. Ces préparations démontrent la structure de ces vaisseaux, en même temps que la différence qui existe relativement à leur disposition générale. Ceux du chien, par exemple, indiquent nettement la communication des lymphatiques avec les veines sanguines dans l'intérieur des glandes. On y reconnaît, par le trajet qu'a parcouru le mercure, les trois manières d'être de ces vaisseaux dans l'épaisseur des ganglions lymphatiques :

1.º Vaisseaux lymphatiques entrants ; vaisseaux lymphatiques sortants ;

2.º Vaisseaux lymphatiques entrants ; sortants : vaisseaux lymphatiques et veines sanguines ;

3.º Vaisseaux lymphatiques entrants ; sortants : veines sanguines seules.

Les lymphatiques des oiseaux, où les glandes sont remplacées par des plexus, présentent des exemples de communication directe de vaisseau à vaisseau entre les lymphatiques et les veines. Dans une injection faite sur le métatarse d'une oie, le mercure a cheminé le long de la surface interne de l'extrémité inférieure dans les lymphatiques, pénétrant dans la cavité abdominale. Arrivés vers la colonne vertébrale sur les côtés de l'artère aorte, deux ramuscules lymphatiques accompagnent l'artère sacrée moyenne et s'abouchent avec des veines du plexus rénal, logé dans les anfractuosités du sacrum. Pendant l'injection même on peut apercevoir le trajet entier de ces vaisseaux.

Sur des pièces provenant d'animaux inférieurs, où les lymphatiques sont dépourvus de valvules, on a pu faire parvenir le mercure jusque dans la substance parenchymateuse. (La plupart de ces préparations proviennent des recherches qu'a faites ALEX. LAUTH.)

N.^{os} d'ordre.

1356. Vaisseaux lymphatiques isolés des deux extrémités supérieures du chien; artères injectées en rouge, veines en vert; vaisseaux lymphatiques partant du pied; glandes situées dans la région du jarret; les vaisseaux y entrent séparément et communiquent dans leur substance avec les origines des veines. (AL. LAUTH.)

1357. Lymphatiques de l'oie. Le canal thoracique, s'insérant à la veine sous-clavière gauche, descend de là le long du côté gauche de la colonne vertébrale, à gauche de l'aorte; vers la septième côte il se place sur le devant de la colonne vertébrale, et descend derrière l'aorte; à l'entrée du bassin il se divise en deux grosses branches pour les deux cuisses; elles descendent d'abord avec les veines crurales, puis sur la face interne du tibia; sur l'articulation du pied ils se portent en avant, et se continuent sur le tarse et le métatarse jusqu'au commencement des doigts palmés.

1358. Deux conduits thoraciques. Les lymphatiques descendent du cou avec les veines jugulaires; le lymphatique du côté droit est plus gros, et la veine jugulaire mieux remplie; chacun de ces deux lymphatiques s'insère dans la veine sous-clavière de son côté : de chaque sous-clavière descend un canal thoracique; celui du côté droit est plus considérable, se porte à gauche, au devant de l'aorte, à la hauteur de la sixième ou septième côte, pour s'unir à celui du côté gauche. Les deux conduits s'étant ainsi réunis en un plexus placé au niveau du grand rameau mésentérique, fourni

par l'aorte, émettent des lymphatiques en différentes
directions; les uns, coupés à leur origine, accompa-
gnaient les artères vers différents viscères; d'autres
suivent le trajet de l'aorte : il y en a qui accompagnent l'artère sacrée moyenne jusqu'au coccyx. Chacune des iliaques primitives est entourée de lymphatiques, qui de là descendent sur la cuisse, se groupent
autour des veines et descendent ainsi jusqu'aux origines des doigts palmés. (AL. LAUTH.)

1359. Vaisseaux lymphatiques d'une oie, avec artères et veines;
l'œsophage et une portion du gros intestin sont conservés; deux canaux thoraciques disposés comme sur
la précédente pièce; l'œsophage ne présente de lymphatique qu'à sa partie inférieure, où l'un de ces
vaisseaux accompagne une artère le long de ce canal.
Dans l'abdomen, des lymphatiques accompagnent
une artère qui se porte transversalement à gauche,
et forment un plexus sur un viscère (le testicule?).
Les lymphatiques qui suivent l'artère sacrée moyenne
envoient des rameaux sur le mésocolon; l'un d'eux
atteint le bord adhérent du mésocolon, et longe
l'intestin dans presque toute sa longueur, qui lui-
même ne présente pas de lymphatiques. (AL. LAUTH.)

1360. Lymphatiques du cœur du chien, injectés de mercure;
vaisseaux sanguins remplis de cire. (Le même.)

1361. Lymphatiques du cœur du loup, injectés de mercure
accompagnant et entourant les vaisseaux sanguins
injectés de cire. (Le même.)

1362. Vaisseaux lymphatiques de la surface externe du cœur
d'un fœtus de cheval.

1363. Œsophage et estomac insufflés, du blaireau. Quelques
artères sont injectées en rouge; de nombreux lymphatiques passent sur la face antérieure de la grande

courbure vers la petite, et se terminent là, dans des glandes entourées de graisse.

1364. Œsophage et estomac insufflés, du chat sauvage; l'œsophage présente des plis comme s'il y avait des valvules conniventes; les lymphatiques de la face antérieure accompagnent les veines remplies de cire verte, auxquelles adhèrent des artérioles injectées en rouge; les lymphatiques traversent les glandes de la petite courbure. (AL. LAUTH.)

Il y a plusieurs préparations de lymphatiques des intestins grêles et du mésentère du chien; ces vaisseaux sont moins tortueux que chez l'homme, et ont moins de valvules. Ces pièces sont :

1365. 1.° Mésentère dont les veines sont remplies de matière verte, et les lymphatiques injectés de mercure; une portion du mésentère ne présente que des lymphatiques et pas de veines. (AL. LAUTH.)

1366. 2.° Grande portion du mésentère et de l'intestin grêle; artères, veines et lymphatiques. L'injection des capillaires artériels a communiqué une couleur rouge au canal intestinal. (Le même.)

1367. 3.° Portion du mésentère et de l'intestin grêle; artères, veines et lymphatiques. Les vaisseaux sanguins de l'intestin ne sont pas injectés; les lymphatiques communiquent avec les origines des veines. (Le même.)

1368. Mésentère du loup avec ses lymphatiques peu tortueux et ne présentant que de rares valvules. Sur cette pièce, les vaisseaux sanguins sont injectés, et l'intestin est transparent comme le mésentère. (Le même.)

1369. Chat sauvage. Mésentère et intestin minces et pellucides; veines et artères injectées dans le mésentère et au commencement de l'intestin; une grosse glande conglobée et les lymphatiques sont remplis de mercure : ces vaisseaux sont rectilignes et obscurément noueux. (AL. LAUTH.)

1370. Blaireau. Mésentère et intestin grêle aplatis; artères et veines de ces deux parties, injectées; glandes et vaisseaux lymphatiques du mésentère remplis de mercure: ces derniers sont assez rectilignes, mais notablement noueux; communication avec les veines.

1371. Petite portion de l'intestin et du mésentère d'une tortue. Veines injectées en vert; lymphatiques remplis de mercure dans le mésentère et à la surface de l'intestin; lymphatiques tortueux et valvuleux. (Don de M. le docteur FOHMANN.)

1372. Rectum du chien. Innombrables lymphatiques longitudinaux et circulaires, remplis de mercure. (AL. LAUTH.)

1373. Rectum du chien; retourné de manière que la tunique interne est à l'extérieur; innombrables lymphatiques circulaires et quelques lymphatiques longitudinaux, remplis de mercure. (Le même.)

1374. Vaisseaux lymphatiques dans le mésentère d'un chien; artères injectées de matière rouge.

1375. Vaisseaux lymphatiques de l'intestin grêle d'un chien, formant des plexus autour des glandes de Peyer.

1376. Vaisseaux lymphatiques de l'intestin grêle du cheval, disposés par deux couches : l'une superficielle, l'autre profonde.

1377. Vaisseaux lymphatiques dans le mésentère de la tortue. Le mercure a été poussé par voie rétrograde jusque sur les parois de l'intestin.

1378. Vaisseaux lymphatiques d'une portion d'intestin de la raie; artères et veines injectées de matière rouge et bleue.

1379. Vaisseaux lymphatiques de la vessie natatoire d'un poisson.
1380. Vaisseaux lymphatiques à la surface de la rate d'un bœuf.
1381. Vaisseaux lymphatiques de la surface interne de l'estomac
     du cheval.

Anatomie pathologique.

Maladies du cœur et du péricarde.

Hypertrophie,
Atrophie du cœur.
Inflammation du cœur et du péricarde : cardite, péricar-
    dite (leurs effets).
Taches blanches à la surface externe du cœur.
Anévrismes du cœur : actifs, passifs, simples.
Ossification aux orifices et aux valvules du cœur.
Rétrécissement des orifices du cœur.
Excroissances dans l'intérieur des cavités.
Concrétions polypeuses dans les oreillettes.
Tubercule attaché à la pointe du cœur.

L'hypertrophie et l'atrophie du cœur peuvent être étudiées sur plusieurs pièces.

La péricardite se présente à l'état d'épiphlogose aiguë, L. (exsudation de lymphe plastique, avec ou sans commencement d'organisation ; *cor villosum, hirsutum*), et à l'état d'épiphlogose chronique (épaississement ou dégénérescence celluleuse du péricarde). Ce sont ces cas où l'adhérence intime du péricarde au cœur a fait croire à l'absence de la poche fibro-séreuse. Depuis la plus légère exsudation de la lymphe plastique, la couche flocco-réticulaire, jusqu'à la fausse membrane fibro-celluleuse organisée, on peut suivre, par degrés, les effets de l'inflammation sur un assez grand nombre de cœurs.

La cardite proprement dite (inflammation de la substance musculaire du cœur) se remarque sur un cœur affecté de dilatation simple.

Les anévrismes se présentent sous les trois formes suivantes :

1.º Anévrisme actif (dilatation avec hypertrophie);

2.º Anévrisme passif (dilatation avec atrophie);

3.º Anévrisme simple (dilatation avec état ordinaire des parois auriculaires ou ventriculaires).

Il y a aussi un exemple d'anévrisme actif de toutes les cavités du cœur, ou hypertrophie générale et extraordinaire de cet organe. (*Cordis enormitas, cardiagmus*, MASSA.)

Un anévrisme passif de l'oreillette gauche du cœur présente cela de particulier qu'il renferme une concrétion polypeuse à couches stratifiées, et que l'orifice auriculo-ventriculaire est très-étroit.

N.ᵒˢ d'ordre.

1382. Hypertrophie du ventricule gauche du cœur.

1383. Ventricule gauche du cœur atteint d'hypertrophie concentrique; péricarde affecté d'hyperphlogose. (L.)

1384. Cœur atteint d'hypertrophie concentrique à ses deux ventricules.

1385. Cœur atteint d'hypertrophie excentrique au ventricule gauche et de dilatation anévrismatique au ventricule droit.

1386. Cœur atrophié d'un jeune homme de vingt-deux ans.

Inflammation du cœur et du péricarde : cardite et péricardite.

1387 et 1388. Cœurs couverts d'une couche de lymphe plastique.

1389. Cœur et péricarde tapissés d'une couche flocco-réticulaire.

N.^{os} d'ordre.

1390. Péricarde adhérent au cœur.

1391. Péricarde épaissi, adhérent à la surface du cœur dans toute son étendue.

1392. Adhérence du cœur au péricarde.

1393. Adhérence du péricarde au cœur. (Observ. et descript.)

1394. Péricarde adhérent au cœur.

1395. Péricarde endurci, rugueux, par suite d'inflammation.

1396. Effet de la cardite, par suite de rhumatisme rentré.

1397. Cardite et péricardite.

1398. Fausses membranes fibreuses entre le cœur et le péricarde; cœur flétri, atrophié, ridé, quoique offrant des traces d'épiphlogose. (L.)

1399. Cœur et péricarde tapissés d'une couche flocco - réticulaire; exsudation de lymphe plastique, par suite d'inflammation (cœur hypertrophié).

1400. Péricarde épaissi, garni de tubercules; d'une fille morte phthisique.

Taches blanches du cœur.

1401. Cœur ayant des taches blanches à sa surface externe.

Anévrismes du cœur.

1402. Anévrisme du cœur.

1403. Anévrisme du cœur d'une fille de onze ans.

1404. Anévrisme du cœur d'un garçon de treize ans.

1405. Cœur dilaté dans toutes ses parties, ayant sa pointe fourchue.

1406. Cœur anévrismatique; dilatation anévrismale de l'artère pulmonaire. (Voyez Rapport sur les travaux anatomiques, L., page 15.)

1407. Cœur anévrismatique : artère aorte incrustée de matière calcaire.

N.ᵒˢ d'ordre.

1408. Dilatation passive du cœur dans sa totalité.

1409. Anévrisme passif du ventricule gauche du cœur et de l'artère aorte.

1410. Anévrisme passif des deux ventricules; cœur arrondi à sa pointe en forme de boule.

1411. Anévrisme passif du ventricule et de l'oreillette gauches.

1412. Anévrisme passif de toutes les cavités du cœur.

1413. Anévrisme des ventricules du cœur.

1414. Anévrisme passif de l'oreillette gauche du cœur.

1415. Anévrisme du cœur avec ouverture de communication entre les deux ventricules.

1416. Cœur atteint d'anévrisme actif, avec végétation osseuse à l'orifice auriculo-ventriculaire gauche, et à la valvule mitrale.

1417. Anévrisme actif du cœur, avec ossification des valvules mitrale et sigmoïdes de l'aorte.

1418. Anévrisme actif du cœur.

1419. Anévrisme actif de toutes les cavités du cœur; membrane externe du cœur, réduite en tissu cellulaire par suite de son adhérence avec le péricarde.

1420. Anévrisme actif du cœur d'une fille de treize ans.

Ossification aux orifices et aux valvules du cœur.

1421. Ossification des valvules tricuspides.

1422 et 1423. Ossification de la valvule mitrale, et rétrécissement de l'ouverture auriculo-ventriculaire gauche.

1424. Orifice auriculo-ventriculaire gauche, considérablement rétréci par des ossifications.

1425. Ossification de l'orifice auriculo-ventriculaire droit.

Rétrécissement aux orifices.

1426. Rétrécissement de l'orifice auriculo-ventriculaire gauche.

Excroissances.

1427. Excroissances charnues à la surface interne de l'oreillette gauche du cœur. (Obs., févr. 1829.)

Concrétions dans l'intérieur du cœur.

1428. Concrétions polypeuses dans l'intérieur des oreillettes et des grosses veines.

1429. Concrétion polypeuse dans l'appendice auriculaire de l'oreillette droite.

Tubercules.

1430. Tubercule attaché à la pointe du cœur d'un garçon de cinq ans. (Avec obs.)

———

Maladies de l'appareil vasculaire artériel.

Concrétions polypeuses dans l'intérieur des artères.

Épaississement des parois artérielles.

Dilatation simple des artères.

Rupture des artères.

Dilatation avec rupture; anévrismes des artères.

Inflammation
Ossification } des artères.
Oblitération

Excroissances charnues dans l'intérieur des vaisseaux artériels.

Tumeur entourant l'aorte.

Maladies de l'appareil vasculaire veineux.

Dilatation avec épaississement des parois.
Concrétions polypeuses dans l'intérieur des veines.
Ossification.
Calculs dans les veines; phlébolithes.

Maladies des vaisseaux et glandes lymphatiques.

Concrétion polypeuse dans l'intérieur du réservoir du
chyle.
Induration et mélanose des glandes lymphatiques.

———

Des concrétions sanguines (*polypes*), renfermées dans les vaisseaux, prouvent, par leur adhérence à l'intérieur des parois et par leur aspect stratifié, qu'elles ont été formées pendant la vie.

Des anévrismes de la crosse de l'aorte s'étaient faits par dilatation simple de ses tuniques, et par dilatation, à la suite de rupture ou d'ulcération des tuniques interne et moyenne du vaisseau. Dans le premier cas, le sac anévrismatique offre à la surface interne une couleur marbrée de rouge et de jaune; la première est due à l'épaississement de la membrane interne, et la seconde à une substance athéromateuse.

Quelques anévrismes de l'aorte proviennent de l'ossification du tube artériel, dont les lames avaient usé et détruit la tunique interne. Plusieurs ont perforé le sternum et les côtes, et ont formé des tumeurs volumineuses à l'extérieur de la poitrine; d'autres ont usé le corps des vertèbres dorsales, dont la surface dénudée est devenue paroi postérieure du sac anévrismal; d'autres encore ont occasionné la perforation de la trachée-artère ou des bronches.

Un anévrisme de l'artère poplitée avait produit un double effet sur le tiers inférieur du fémur; savoir : 1.° un gonflement avec hypertrophie; 2.° une usure, par les battements artériels continuellement répétés.

7

Une dissection attentive de la cuisse d'un homme qui avait subi l'opération de la ligature de l'artère crurale, pour un anévrisme de la poplitée, fait voir, sur les vaisseaux préalablement injectés, les communications entre les dernières ramifications de l'artère crurale profonde avec celles qui naissent au-dessous du sac anévrismal, et permet de démontrer une circulation collatérale bien établie.

Les ossifications des artères sont beaucoup plus fréquentes aux extrémités inférieures qu'aux supérieures; le rapport des premières aux secondes est :: 30 : 1.

On avait aussi nié la conversion du tube artériel en canal osseux. Cette conversion existe sur une artère aorte abdominale et sur une crosse de ce vaisseau.

L'ossification des artères coronaires du cœur a été rencontrée nombre de fois sur des individus qui ne présentaient de leur vivant aucun symptôme d'angine de poitrine.

Un fait bien plus rare, c'est l'ossification des capillaires artériels, pénétrant la substance du cerveau et du cervelet. En coupant par tranches ces organes, et passant avec la pulpe des doigts sur la surface de la section, on éprouvait la sensation que donnerait une brosse rude.

L'absence d'une des valvules sigmoïdes de l'aorte mérite d'être relatée.

Les veines sont aussi sujettes à l'ossification, quoique BICHAT l'ait nié : celle de la veine porte offre un exemple fort remarquable et rare.

Les calculs trouvés dans les veines (phlébolithes), mentionnés d'abord par THÉOPH. WALTER, rencontrés aussi par SÖMMERING, JOHN et TIEDEMANN, ont été retirés des veines spermatiques, hémorroïdales et spléniques. Placés de distance en distance dans les veines, ces calculs en déterminent l'oblitération.

Les affections organiques du système lymphatique se reconnaissent plus particulièrement à l'altération des glandes, dont l'état d'induration, celui de tubercule et de mélanose, constitue des dégénérescences assez fréquentes.

Maladies des artères.

Concrétions polypeuses dans les artères.

N.ᵒˢ d'ordre.

1431. Coagulum de fibrine retiré de l'artère pulmonaire.

1432. Concrétion polypeuse retirée de l'aorte du magot (*simia Inuus*).

1433. Sang polypeux retiré d'un sac anévrismal.

Épaississement des parois des artères.

1434. Artério-sclérose (L.) de l'aorte.

1435. Artères cérébrales dans un état calleux.

Dilatation simple des artères.

1436. Dilatation de l'artère pulmonaire.

1437. Dilatation extraordinaire de l'artère pulmonaire chez un diabétique (voyez l'observation).

1438. Dilatation extraordinaire de l'aorte ascendante d'un homme opéré deux ans avant sa mort d'un anévrisme de l'artère crurale.

1439. Disposition des vaisseaux artériels (dilatés) de la cuisse d'un homme opéré deux ans avant sa mort d'un anévrisme de l'artère crurale.

1440. Dilatation anévrismatique de la crosse de l'aorte.

Rupture des artères.

1441. Artère pulmonaire rompue à son origine.

1442. Artère aorte rompue près du cœur.

1443. Rupture de l'artère aorte (par un accès de colère).

Anévrismes des artères.

1444. Anévrisme de la crosse de l'aorte, faisant saillie sur le côté droit de la poitrine, entre la deuxième et la troisième côte. (Voyez Rapp. sur les trav. anat., par Lobstein, p. 55.)

1445. Anévrisme à la concavité de la crosse de l'aorte. (Clinique, mai 1823.)

1446. Anévrisme de l'aorte descendante et de la crosse, avec destruction des deuxième et troisième côtes.

1447. Anévrisme de la crosse de l'aorte, se manifestant au dehors par suite de la destruction de la moitié supérieure du sternum.

1448. Anévrisme de la crosse de l'aorte, se faisant jour au dehors, entre les troisième et quatrième côtes du côté droit.

1449. Anévrisme de l'aorte descendante pectorale, avec usure du corps des vertèbres.

1450. Anévrisme de l'aorte ascendante et de la crosse, pénétrant dans la trachée-artère par plusieurs ouvertures. (Avril 1833 : mort d'hémorragie.)

1451. Anévrisme de l'aorte ascendante avec ossification des parois du vaisseau.

1452. Anévrisme de l'aorte descendante avant la naissance du tronc cœliaque.

1453. Anévrisme de l'aorte ascendante et de sa crosse. (Obs. et description de M. LAUTH ; 1.er vol. du Journal de la Soc. des sc., arts et agric., p. 476.)

1454. Anévrisme extrêmement étendu de la crosse de l'aorte; les couches concentrées de sang coagulé, qui remplissent la cavité anévrismale, ont acquis une consistance et une dureté remarquables : les parois artérielles sont incrustées de matière athéromateuse et calcaire.

1455. Anévrisme de l'aorte, ayant ocsasionné une perte de substance au sternum.

1456. Anévrisme faux consécutif, de la crosse de l'aorte.

1457. Anévrisme de la crosse de l'aorte.

1458 à 1460. Anévrisme de l'aorte.

1461. Anévrisme de l'aorte ascendante et de sa crosse.

1462. Anévrisme de la crosse de l'aorte.

1463. Anévrisme de l'aorte.

1464. Anévrisme de l'artère aorte.

1465. Anévrisme de l'aorte, pénétrant dans le poumon gauche.

1466. Anévrisme de l'aorte, rompu et communiquant avec la trachée-artère. (Don de M. le docteur Rosenstiel, de Bouxwiller.)

1467. Anévrisme de l'aorte ascendante, se faisant jour dans la bronche droite. (Obs. et descript.)

1468. Anévrisme de l'aorte abdominale, formé aux dépens de la moitié postérieure du cylindre de l'artère, à l'endroit correspondant à l'origine des artères cœliaque, mé-sentérique supérieure et rénales.

1469. Anévrisme à l'aorte pectorale, avec épaississement des parois du vaisseau; déchirure dans une étendue de huit lignes à sa partie inférieure.

1470 et 1471. Anévrisme de la crosse de l'aorte.

1472. Anévrisme faux consécutif, à la concavité de la crosse de l'aorte.

1473. Anévrisme double à l'artère aorte : le premier, faux con-sécutif, à la partie postérieure de la crosse; le second, vrai, à l'aorte pectorale.

1474. Anévrisme de l'aorte pectorale, s'ouvrant dans la bronche droite.

1475. Anévrisme de l'artère ischiatique, avec obs. et descrip-tion. (Don de M. le docteur Ruyer, de Senones.)

1476. Anévrisme de l'artère poplitée. Dissection des tuniques du vaisseau; le fémur altéré dans sa texture. (Jan-vier 1823; Observ. et descript.)

Inflammation des artères.

1477. Aorte enflammée.
1478. Artère aorte enflammée.

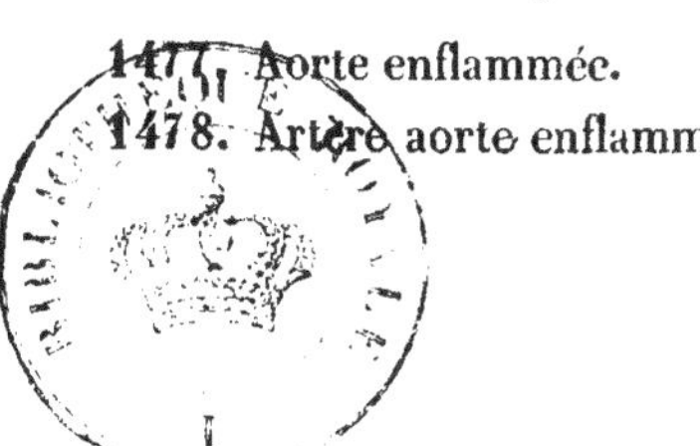

Ulcération des artères.

N.ᵒˢ d'ordre.

1479. Ulcère de l'artère aorte.

1480. Ulcération de l'aorte abdominale.

1481. Ulcère de l'artère aorte, avec ossification de ses parois.

Ossification des artères.

1482. Ossification de l'artère aorte.

1483. Ossification de la crosse de l'aorte et des valvules sig-moïdes.

1484. Ossification complète de la crosse de l'aorte.

1485. Points d'ossification dans la crosse de l'aorte.

1486. Valvules semi-lunaires de l'aorte, avec des points d'ossi-fication.

1487. Crosses de l'aorte ossifiées.

1488. Ossification de l'aorte et des artères coronaires.

1489 et 1490. Ossification de l'aorte et des valvules semi-lunaires.

1491. Ossification de l'orifice aortique et des valvules semi-lunaires. (Observation.)

1492. Cœur avec ossification de l'artère aorte.

1493. Ossification dans l'artère aorte descendante.

1494. Arbre artériel ossifié, d'une femme de quatre-vingt-dix-neuf ans.

1495. Ossification dans l'aorte ventrale.

1496 et 1497. Arbres artériels ossifiés.

1498. Ossification de l'aorte ventrale, des iliaques primitives, externes et internes.

1499. Points d'ossification dans l'aorte descendante.

1500. Ossification des artères coronaires du cœur.

1501. Ossification des artères coronaires du cœur ; mort de vieillesse.

N.^{os} d'ordre.

1502. Cylindre artériel ossifié.

1503. Ossification des capillaires artériels du cerveau et du cervelet.

1504. Points calleux et cartilagineux dans les artères du cerveau.

1505. Artère brachiale injectée, avec des points d'ossification dans ses parois.

1506. Artères crurales ossifiées.

1507. Ossification de l'artère splénique.

1508. Concrétion osseuse dans l'intérieur de l'artère pulmonaire.

Oblitération des artères.

1509. Artère crurale oblitérée et dégénérée en ligament par l'effet de la ligature de ce vaisseau.

Excroissances dans l'intérieur des vaisseaux artériels.

1510. Excroissance charnue sur une des valvules sigmoïdes de l'aorte.

Manque de valvules dans l'artère aorte.

1511. Aorte n'ayant que deux valvules sigmoïdes.

Tumeur entourant l'artère aorte.

1512. Nerfs poursuivis dans l'intérieur d'une tumeur lardacée entourant l'aorte.

Maladies des veines.

Dilatation des veines avec épaississement de leurs parois.

1513. Veines de l'extrémité inférieure, variqueuses dans une grande étendue.

Concrétions polypeuses dans l'intérieur des veines.

N.^{os} d'ordre.

1514. Concrétion polypeuse fixée dans l'intérieur de la veine
cave inférieure.
1515. Concrétions polypeuses dans l'intérieur des veines crurales.
1516. Concrétions polypeuses dans l'intérieur de la veine crurale et de ses rameaux.
1517. Sang polypeux retiré des veines.

Ossification.

1518. Ossification du sinus de la veine porte.

Calculs.

1519 à 1521. Calculs dans les veines du plexus spermatique
interne. (Voyez Lobst., Rapp. sur les trav. anat., p. 19.)

Maladies des vaisseaux et glandes lymphatiques.

1522. Concrétion polypeuse dans le réservoir du chyle.
1523. Induration des glandes lymphatiques et du tissu cellulaire environnant la trachée-artère et les gros vaisseaux; carie du sternum. (Obs. et descr.)
1524. Glande lymphatique située entre la peau et le grand fes-
sier, affectée d'induration et de mélanose.
1525. Glande lymphatique inguinale atteinte d'induration et de
mélanose.
1526. Glandes lymphatiques de la région inguinale, mélanées.

APPAREIL DE LA RESPIRATION ET DE LA VOIX.

Anatomie physiologique.

Plèvre.
Poumons.
Larynx.
Trachée-artère.
Glande thyroïde.

La structure des poumons ne peut être rendue bien apparente que par l'injection des vaisseaux sanguins et aériens. Sur l'une des pièces, où cette préparation a bien réussi, on aperçoit la distribution capillaire des extrémités de l'artère pulmonaire sur les parois des vésicules bronchiques, remplies de mercure.

Une pièce historique est celle qui a servi de type aux dessins de REISSEISEN (*De structura pulmonum*), ouvrage couronné par l'Académie de Berlin. Elle consiste en un lobule pulmonaire d'un veau, dont les canaux aériens ont été injectés de mercure. Le métal est arrivé jusqu'aux dernières terminaisons, et l'aspect chagriné de la surface donne une très-bonne idée de la forme et des dimensions des vésicules bronchiques.

Les larynx, conservés avec leurs muscles extrinsèques, intrinsèques, leurs vaisseaux et leurs nerfs, plongés dans l'esprit de vin ou desséchés, permettent de déterminer les changements que présente cette boîte cartilagineuse aux divers âges de la vie et dans les deux sexes.

La glande thyroïde, quoique n'appartenant point aux organes de la respiration et de la voix, figure ici comme partie intimement liée au larynx, et établissant des rapports importants entre cet organe et ceux qui l'avoisinent.

N.^{os} d'ordre.

1527. Poumon d'adulte, soufflé et séché.

1528 et 1529. Poumons de jeunes sujets, injectés; 2 exempl.

1530. Portions de poumons d'adultes et de fœtus, dont les vaisseaux aériens sont remplis de mercure.

1531. Vésicules bronchiques injectées de mercure.

1532. Poumon de fœtus avec ses vaisseaux lymphatiques.

1533. Poumon de fœtus injecté.

1534. Larynx durci par l'alcool.

1535.   — avec les muscles injectés.

1536.   — avec les muscles et les vaisseaux sanguins injectés.

1537.   — et trachée-artère injectés.

1538.   — et trachée-artère séchés.

1539.   — avec les nerfs qui s'y distribuent.

1540 à 1552. Cartilages du larynx séparés, offrant diverses variétés; 13 pièces.

1553. Trachée-artère injectée et fendue.

1554. Glande thyroïde d'adulte injectée de matière rouge.

1555. Glande thyroïde de fœtus, injectée.

Anatomie comparée.

Organes de la respiration et de la voix chez les animaux.

(La plupart des poumons retirés des singes ont été atteints de tubercules; ils sont placés dans la partie pathologique.)

Les larynx supérieur et inférieur se voient sur quelques espèces d'oiseaux, parmi lesquelles le millouin huppé (*anas rufina*) en présente de remarquables.

N.^{os} d'ordre.

1556. Larynx, trachée-artère et poumon du singe capucin.

1557.   —   —   —   du singe callitriche.

N.ᵒˢ d'ordre.

1558. Larynx, trachée-artère et poumon du sajou cornu.
1559.   —   —   —   de la fouine.
1560.   —   —   —   du renard.
1561.   —   —   —   de la loutre.
1562.   —   —   —   du hérisson.
1563.   —   —   —   du putois.
1564.   —   —   —   du cygne sauvage.
1565.   —   —   —   du héron.
1566.   —   —   —   de la cigogne.
1567. Larynx supérieur et inférieur du millouin huppé (*anas rufina*).
1568. Poumon et cœur du chat.
1569. Poumon du loup.
1570. Poumon et cœur de la chèvre.
1571. Poumon et trachée-artère du phoque à ventre blanc.
1572. Poumon et cœur de la tortue grecque.
1573. Branchies de l'esturgeon.
1574. Trachée-artère du bœuf, remplie par de l'alliage de Darcet.
1575. Glande thyroïde du mandril.
1576. Glande thyroïde du loup.

———

Anatomie pathologique.

Maladies des organes de la respiration et de la glande thyroïde.

Maladies de la plèvre.

Inflammation.

Exsudation de lymphe plastique.

Fausses membranes organisées.

Épaississement, cartilaginification, ossification.

Granulations encéphaloïdes.

Mélanose.

Maladies du larynx et de la trachée-artère.

Dilatation extraordinaire du canal aérien.

Inflammation.

Exsudation de lymphe plastique.

Formation de pseudo-membranes.

Concrétions membraniformes dans l'intérieur des voies aériennes.

Fausses membranes expectorées.

Concrétions membraneuses retirées du larynx et de la trachée-artère après la mort.

Ulcération de larynx et de la trachée; phthisie laryngée et trachéale.

Corps étrangers dans la trachée-artère.

Ossification des cartilages du larynx.

Maladies du poumon.

Inflammation.

Induration, hépatisation { rouge : induration bronchi-puriforme (L.). / blanche : induration bronchi-lardacée (L.).

Tubercules : induration lymphatico-sébacée (L.).

Ulcération.

Vomiques intra et extrapulmonaires.

Rupture des vésicules bronchiques.

Induration lymphatico-sébacée des glandes bronchiques.

Glandes lymphatiques du poumon, tuberculeuses et mélanées.

Maladies de la glande ou du corps thyroïde.

Engorgement.

Changement en kyste hydatoïde.

—   —   à parois cartilagineuses.

Ossification.

Parmi les maladies de la plèvre, son épaississement, son ossification et les fausses membranes sont dignes d'attention. L'une de ces dernières renferme des taches noires; ce qui prouve que la matière mélanée peut envahir les tissus homéoplastiques (L.) accidentellement développés.

Dans un cas d'empyème, le poumon, refoulé contre la colonne vertébrale, a été réduit en une sorte de membrane.

Le produit pathologique déterminé par le croup, peut être étudié sur les enfants et sur les adultes. Chez ces derniers il a son siége dans la trachée-artère et ses divisions. Plusieurs pièces présentent les ravages de la phthisie laryngée et trachéale; d'autres, très-nombreuses, font connaître les maladies organiques du poumon, principalement son état tuberculeux, l'induration blanche et rouge, et la vomique. Quant aux granulations et à leur changement en tubercule, elles sont représentées sur des planches coloriées.

La dégénérescence hydatoïde de la glande thyroïde a révélé un fait important : c'est le développement des filets nerveux qui accompagnent les vaisseaux sanguins dans cet organe.

Maladies de la plèvre, du larynx, de la trachée-artère et du poumon.

Maladies de la plèvre.

Inflammation.

N.ᵒˢ d'ordre.

1577. Plèvre enflammée, desséchée.

1578 et 1579. Plèvres enflammées.

1580. Plèvre avec des lambeaux de fausses membranes.

1581. Plèvre garnie de fausses membranes.

1582. Plèvre épaissie, garnie de fausses membranes.

1583 à 1585. Plèvres considérablement épaissies.

1586. Épaississement considérable de la plèvre; exsudation de lymphe plastique dans la cavité pectorale gauche; adhérence du poumon gauche. (Obs. et description.)

1587. Épaississement cartilagineux de la plèvre.

N.^{os} d'ordre.

1588. Fausses membranes injectées, placées entre la plèvre costale et la plèvre pulmonaire.

1589. Vaisseaux sanguins dans une fausse membrane costo-pulmonaire.

1590. Vaisseaux sanguins dans une fausse membrane organisée.

1591. Fausses membranes costo-pulmonaires avec des traces de mélanose.

1592. Granulations encéphaloïdes dans la plèvre costale.

1593. Dilatation de la plèvre costale par l'effet d'un empyème qui avait refoulé le poumon gauche et qui l'avait réduit en membrane.

Ossification.

1594 et 1595. Ossifications de la plèvre.

1596. Points d'ossification dans la plèvre costale.

1597. Plèvre complétement ossifiée dans une grande étendue.

1598. Dilatation extraordinaire de la trachée-artère, avec ulcération de l'œsophage.

Inflammation du larynx, angine membraneuse, croup.

1599. Croup laryngé et trachéal d'un enfant de quatre ans.

1600. —   — et trachéal d'un enfant de huit ans.

1601. —   — et bronchique d'un enfant de sept ans.

1602. —   — et trachéal d'un enfant de cinq ans.

1603. —   — et trachéal d'un garçon de quatre ans.

1604. —   — et trachéal d'un enfant de trois ans.

1605. —   — d'un enfant de six ans.

1606. Muqueuse du larynx et de la trachée-artère, enduite de lymphe coagulée, d'un enfant atteint du croup. (Don de M. Aronssohn.)

1607. Membrane croupale remplissant le larynx et la trachée-artère d'un enfant.

1608. Larynx et trachée-artère d'un enfant de six ans, avec concrétion croupale fortement adhérente aux parois du
canal aérien.

1609. Concrétions membraneuses dans la bronche droite.

1610. Concrétion membraneuse dans la bronche droite; poumon du même côté affecté d'induration.

1611. Concrétion membraneuse expectorée par un enfant de
cinq mois, atteint de croup.

1612. Croupe laryngé, trachéal et bronchique; fausse membrane formant tube, rejetée par un enfant de huit
ans : A. E. (Obs. — Guérison.)

1613. Concrétion membraneuse rendue par les crachats.

1614. Concrétion membraneuse des bronches.

1615. Concrétions membraneuses des bronches, expectorées.

1616. Concrétions membraneuses retirées des bronches.

1617. Concrétions membraneuses rendues par un enfant atteint
du croup. (Don de M. le docteur Schweighæuser.)

Ulcération du larynx.

1618. Ulcère du larynx.

1619. Ulcération du larynx et de la trachée-artère. (Phthisie
laryngée et trachéale.)

1620. Ulcération du larynx et de la trachée-artère d'un phthisique.

1621. Ulcération du larynx d'un phthisique; petites vomiques
dans le poumon. (Obs. et descr.)

1622. Ulcère du larynx; carie des cartilages cricoïde et aryténoïdes.

1623. Cartilages aryténoïdes érodés par suite de phthisie laryngée.

1624. Épiglotte érodée. (Phthisie laryngée).

1625. Ulcération profonde du larynx; destruction des cordes
vocales; érosion des ventricules (Phthisie laryngée, L.).

1626. Trachée-artère et œsophage ulcérés.

N.ᵒˢ d'ordre.

1627. Perforation de la trachée-artère, par usure des cerceaux cartilagineux, par un anévrisme de la crosse de l'aorte. (M. H.)

Corps étrangers dans les voies aériennes.

1628. Fève de haricot tombée dans la trachée-artère, occasionnant la mort.

1629. Ver ascaride lombricoïde dans la trachée-artère d'un enfant de huit ans, mort suffoqué, avec des symptômes d'hydrophobie. (Obs. et descr. par M. le docteur ARONSSOHN.)

1630. Tumeurs encéphaloïdes situées à l'entrée du larynx ; glandes amygdales affectées de la même dégénérescence. (Don de M. le docteur ARONSSOHN.)

1631. Trachée-artère d'un enfant de quatre ans, entourée de glandes lymphatiques affectées de dégénérescence scrophuleuse.

1632. Glandes bronchiques d'un enfant scrophuleux, atteintes de dégénérescence tuberculeuse.

1633. Tubercule osséo-pierreux assis sur la bronche gauche.

Ossification des cartilages du larynx.

1634. Ossification de tous les cartilages du larynx.

1635. Ossification et compression latérale du cartilage thyroïde.

Maladies du poumon.

1636. Poumon tapissé d'une couche de lymphe coagulable.

1637 et 1638. Hépatisation blanche du poumon.

1639. Induration bronchi-puriforme (hépatisation grise) du poumon.

1640. Induration singulière du poumon, avec dégénérescence mélanotique, d'un homme qui avait travaillé pendant longues années à la meule, dans la manufacture d'armes de Klingenthal, et qui est mort subitement. Les glandes bronchiques offrent la même altération.

1641. Hépatisation du poumon avec engorgement des glandes bronchiques.

1642. Induration avec mélanose, trouvée à la base du poumon.

1643. Hépatisation du poumon gauche du magot (*simia Inuus*).

1644. Poumons de mongous (*lemur mongos*), garnis d'hydatides.

1645. Poumon, cœur, trachée-artère et langue du singe capucin (*simia capucina*); le poumon garni de tubercules.

1646. Poumon du mandril (*simia maimon*), affecté d'hépatisation et d'ulcération.

Nota. Ces quatre poumons malades de singe sont placés ici pour terme de comparaison.

1647. Poumon avec des hydatides.

État tuberculeux du poumon.

1648. Poumon tuberculeux.

1649. Induration tuberculeuse du poumon.

1650. Tubercules du poumon, isolés, à l'état de crudité et de ramollissement. (Commencement de phthisie pulmonaire; C. H.)

Ulcération.

1651. Poumon droit ulcéré.

1652. Poumon presque entièrement détruit par l'ulcération.

1653 et 1654. Vomiques et tubercules bronchiques.

1655 et 1656. Vomiques.

1657. Parois d'une vomique extra-pulmonaire.

1658. Parois d'une vomique (retournée).

1659. Rupture des vésicules bronchiques. (Emphysème du poumon.)

Maladies des glandes bronchiques, etc.

N.^{os} d'ordre.

1660. Engorgement. squirrheux des glandes lymphatiques du
cou d'un individu mort d'apoplexie.

1661. Induration lymphatico-sébacée des glandes bronchiques
et mésentériques d'un enfant mort du carreau.

1662. Glandes conglobées du poumon, avec induration lymphatico-sébacée et mélanose.

Tumeurs situées hors de la cavité thoracique.

1663. Deux moitiés d'un stéatome qui avait son siége entre le
muscle grand pectoral et les côtes.

1664. Portion d'une tumeur lardacée, située au devant de la
poitrine, et qui avait dégénéré en cancer.

Maladies du corps thyroïde.

1665. Glande thyroïde extrêmement engorgée.

1666. Glande thyroïde changée en kystes.

1667. Glande thyroïde changée en kyste hydatoïde.

1668. Lobe droit de la glande thyroïde changée en kyste hydatoïde.

1669. Glande thyroïde changée en un grand nombre de kystes
hydatiformes.

1670 et 1671. Glande thyroïde changée en kyste à parois cartilagineuses et osseuses.

1672. Glande thyroïde changée en kyste, avec mélanose.

1673 et 1674. Glandes thyroïdes ossifiées.

1675. Concrétions osseuses retirées de la glande thyroïde.

1676. Concrétion osseuse très-considérable et solide, retirée
de la glande thyroïde.

APPAREIL DE LA DIGESTION.

Anatomie physiologique.

Bouche.
Glandes salivaires.
Canal alimentaire.
Foie, rate, pancréas.

Les conduits alimentaires de fœtus, de jeunes sujets et d'adultes, injectés, desséchés et soufflés, font voir les différences de capacité, la richesse des vaisseaux sanguins et la disposition des vaisseaux absorbants du tube digestif. La dissection des membranes, et surtout la séparation de la veloutée, rend compte de sa conformation valvulaire. Les villosités de cette membrane muqueuse sont rendues apparentes par l'injection de ses vaisseaux sanguins. La tunique celluleuse, mieux appelée vasculaire, se distingue par le mode de division des artères et des veines, et la membrane musculaire est caractérisée par les deux plans de fibres, l'un longitudinal, l'autre circulaire, rendus tous deux visibles par l'injection capillaire.

La tunique propre du foie, séparée de l'enveloppe péritonéale, se laisse détacher par une légère macération du tissu hépatique.

Le système vasculaire, tant sanguin qu'excréteur du foie, séparé du parenchyme de cet organe, forme un canevas, qui donne une idée de l'énorme quantité de vaisseaux qui rampent dans l'épaisseur du foie.

La valvule spirale de Heister, dans l'intérieur du canal cystique, est rendue visible par l'injection et la dessiccation de la vésicule du fiel. Partagée en deux moitiés parfaitement égales, y compris le conduit, cette poche biliaire laisse apercevoir la disposition de sa tunique interne avec les particularités qu'elle offre vers le col de la vésicule.

Une portion d'intestin grêle, provenant du cabinet de Ruysch, admirablement injectée, se distingue par la présence des glandes de Peyer, entourées d'un lacis vasculaire très-apparent.

Les valvules pylorique et iléo-cœcale peuvent être étudiées sur diverses pièces injectées, séchées et divisées au moyen de coupes convenables.

Des rates devenues entièrement floconneuses et blanches par la macération, tout en conservant leur forme, permettent d'examiner leur structure intime.

N.^{os} d'ordre.

1677. Tissu des lèvres, injecté.

1678. Glandes amygdales injectées.

1679. Glande parotide, injectée en partie avec du mercure et en partie avec de la matière rouge.

1680. Conduits excréteurs de la glande sublinguale, injectés de mercure.

1681. Organes du bas-ventre et de la poitrine de fœtus, injectés.

1682 à 1684. Conduits alimentaires de fœtus, injectés, soufflés, séchés ; 3 pièces.

1685. Vaisseaux sanguins du voile du palais et du pharynx.

1686. Membrane interne de l'œsophage, injectée.

1687. Tunique de l'œsophage, injectée.

1688. Péritoine, plèvre, intestins de fœtus, injectés.

1689 à 1697. Estomacs d'adultes et de jeunes sujets, séchés : 9 pièces.

1698 à 1702. Estomacs d'adultes et de jeunes sujets, injectés et séchés : 5 pièces.

1703. Valvule du pylore, desséchée.

1704. Portions d'intestins grêles, injectées et séchées ; 54 pièces.

1705. Morceau d'intestin grêle, injecté, sur lequel on voit les glandes de Peyer. (Par Ruysch).

1706. Préparation de la tunique veloutée de l'intestin grêle ; 2 pièces.

1707. Tuniques des intestins grêles, disséquées ; 12 pièces.

1708. Portions d'intestins d'embryon, injectées.

1709. Portions d'intestin de fœtus, injectées.

1710. Mésentère de fœtus, injecté.

1711. Canal intestinal d'un jeune sujet, soufflé et séché.

1712. Canal intestinal de fœtus, injecté; les vaisseaux lymphatiques remplis de mercure.

1713. Canal intestinal d'embryon avec les vaisseaux injectés.

1714. Portions de gros intestin, injectés et soufflés.

1715 et 1716. Valvule iléo-cœcale desséchée ; 2 exemplaires.

1717. Appendices vermiculaires de jeunes sujets.

1718. Foie injecté et macéré.

1719. Système de la veine porte, injecté.

1720. Membrane propre du foie, séparée de l'organe.

1721. Tunique du foie, divisée en deux lames.

1722. Réseau vasculaire du foie d'un adulte, excisé de cet organe et entièrement séparé de son parenchyme.

1723. Vésicule du fiel, soufflée et desséchée.

1724. Vésicule du fiel avec les pores biliaires, injectés.

1725. Vésicule du fiel, injectée, pour faire voir la disposition
de la valvule spirale de Heister. (Par M. AL. LAUTH.)

1726. Vésicule du fiel, soufflée et desséchée, coupée en deux
moitiés égales, servant à la démonstration de la valvule spirale.

1727. Orifices séparés du conduit cholédoque et du conduit
pancréatique.

1728. Rates humaines devenues floconneuses par la macération;
2 pièces.

1729. Rate injectée, avec les nerfs qui s'y rendent.

Anomalies de forme et de position.

Les estomacs étranglés dans leur milieu et partagés en deux cavités plus ou moins inégales, présentent de l'analogie avec l'état normal de quelques animaux où cet organe est divisé en deux poches de structure différente. Ce vice de conformation chez l'homme est très-probablement congénital, et doit être considéré comme un arrêt de développement. Son influence sur la digestion est inconnue.

Les appendices borgnes des intestins grêles, *diverticula, processus*, se rattachent à l'évolution du fœtus, et semblent, d'après Meckel, se développer déjà lors de la disparition de la vésicule ombilicale. On ne les rencontre que vers la fin de l'iléon. Leur longueur est indéterminée.

Les nombreuses variétés de forme de la vésicule du fiel ne peuvent, à moins qu'il n'y ait en même temps altération de structure ou présence de corps étrangers, influer sur les fonctions de ce réservoir bilieux.

N.⁰ˢ d'ordre.

1730. Estomac étranglé dans son milieu et duodénum singulièrement dilaté.

1731 à 1733. Estomac étranglé dans son milieu; 3 exempl.

1734. Estomac tellement contourné, que le pylore se trouve très-rapproché de l'orifice œsophagien.

1735. Appendices borgnes de l'intestin grêle; 13 pièces.

1736. Portions d'intestin grêle avec des appendices borgnes; les artères sont injectées sur l'une d'elles.

1737. Intestin cœcum sans appendice vermiculaire.

1738. Appendices épiploïques très-longues.

1739 et 1740. Vésicule du fiel contournée; 2 exempl.

1741. Vésicule du fiel avec le canal cholédoque très-dilaté.

1742 et 1743. Vésicule du fiel très-dilatée et ses vaisseaux injectés; 2 exemplaires.

1744. Vésicule du fiel très-allongée.

N.^{os} d'ordre.

1745. Vésicule du fiel réduite à une très-petite dimension.
1746. Petites rates surnuméraires.

Anatomie comparée.

Canaux alimentaires.
Glandes salivaires.
Foie.
Rate.
Pancréas.

Trente canaux alimentaires, retirés de mammifères, d'amphibies, de reptiles, d'oiseaux et de poissons, peuvent être comparés quant à leur conformation extérieure. Sur quelques-uns se trouvent injectés les vaisseaux sanguins; sur d'autres, conservés dans l'esprit de vin, l'on peut reconnaître la différence de structure que présentent les diverses régions de la surface interne du tube digestif, notamment les estomacs multiples des ruminants; ceux charnus des oiseaux; leur gésier, etc.

N.^{os} d'ordre.

1747. Canal alimentaire du mandril.
1748. —   —   du singe capucin.
1749. —   —   du singe callitriche.
1750. —   —   de la fouine.
1751. —   —   de la loutre; 2 exemplaires.
1752. —   —   du renard.
1753. —   —   du chien; les vaisseaux injectés: 2 exemplaires.
1754. —   —   du loup; 2 exemplaires.
1755. —   —   du putois.
1756. —   —   du hérisson.
1757. —   —   du lapin; intestins grêles injectés.

1758. Canal alimentaire du bœuf; villosités intestinales injectées.

1759. — — de la taupe.

1760. — — du blaireau.

1761. — — de l'écureuil.

1762. — — du chevreuil.

1763. — — de la marte.

1764. — — du rat.

1765. — — de la tortue.

1766. — — du phoque à ventre blanc.

1767. — — du hobereau (*falco subbuteo*).

1768. — — de la corneille.

1769. — — du héron; les vaisseaux injectés : 2 exemplaires.

1770. — — du cygne sauvage.

1771. — — du butor (*ardea stellaris*).

1772. — — de la cigogne.

1773. — — du pigeon.

1774. — — de la mâchette (*tringa pugnax*).

1775. — — de la tortue.

1776. — — de l'alose.

1777. Glande parotide du mandril.

1778. Glandes parotides de la loutre.

1779. Estomac du hamster.

1780. Estomac du rat.

1781. Estomac d'un bœuf, soufflé et séché.

1782. Estomac du cheval.

1783. Œsophage et estomac de la cigogne.

1784. Œsophage et jabot du dindon ; 3 exemplaires.

1785. Gros intestin d'un lièvre, à villosités très-apparentes.

1786. Cœcum de lièvre avec la membrane spirale.

1787. Cœcum de hamster.

1788. Intestins de l'esturgeon ; 2 exempl., dont l'un injecté.

1789. Estomac de l'alose.

N.os d'ordre.

1790. Foie du sajou cornu.

1791. — du singe capucin.

1792. — de la loutre.

1793. — du chien.

1794. — du renard.

1795. — du putois.

1796. — du hérisson.

1797. — du lapin; 2 exemplaires.

1798. — du phoque à ventre blanc.

1799. Conduits biliaires du phoque.

1800. Foie du héron.

1801. — de la tortue.

1802. — de l'alose.

1803. — du cygne sauvage.

1804. Vésicule du fiel, du bœuf, séparée en quatre feuillets.

1805. Pancréas du chien.

1806. — de la loutre.

1807. — du putois.

1808. — du hérisson.

1809. — du loup.

1810. — du mandril.

1811. — du cygne sauvage.

1812. Rate de la loutre.

1813. — du chien, après macération.

1814. — du cheval, macérée et séchée.

1815. — injectée, du phoque à ventre blanc.

Anatomie pathologique.

Maladies du pharynx, de l'œsophage, de l'estomac, du péritoine et de ses prolongements.

Pharynx :
    stéatomateux.

Œsophage :
    épaissi,
    rétréci,
    rompu,
    perforé,
    ulcéré.

Péritoine :
    avec fausses membranes,
    granuleux,
    épaissi,
    tuberculeux,
    mélané,
    avec dégénérescence cartilagineuse, osseuse.
    hydatides dans l'épiploon.

Estomac :
    déplacé, hernié dans la poitrine,
    enflammé,
    épaissi,
    corrodé,
    ulcéré,
    brûlé,
    squirrheux,
    cancéreux,
    avec excroissances fongueuses dans l'intérieur.

Les maladies de l'œsophage constituent ordinairement des affections très-graves : son rétrécissement squirrheux et le carcinome; la rupture de ce canal près de l'estomac, maladie analogue à celle observée par BOERHAAVE sur l'amiral hollandais Wassenaer; son ulcération, et par suite sa communication avec le conduit aérien, peuvent être étudiés sur plusieurs pièces.

La hernie de l'estomac a présenté cela de particulier, qu'elle n'a déterminé aucun accident fâcheux du vivant de l'individu qui en était atteint.

Les principales maladies organiques de l'estomac se rapportent à l'épaississement (gastro-sclérose, L.), au ramollissement (gastro-malacie), à l'ulcération, à la perforation spontanée, au squirrhe et au carcinome.

L'épaississement général ou local occupe tantôt la tunique interne, tantôt le tissu cellulaire sous-muqueux, tantôt la tunique musculaire, tantôt les trois tuniques à la fois.

La *gastro-malacie* se rencontre particulièrement à l'extrémité splénique de l'estomac, et a été observée souvent chez les enfants.

La perforation de l'estomac a lieu par suite de son ramollissement ou par destruction lente et usure des parois de ce viscère. Dans ce cas, un organe voisin (très-souvent le pancréas) a, par son adhérence, remplacé la paroi gastrique et prévenu tout épanchement dans la cavité abdominale.

La dégénérescence squirrho-cancéreuse peut être examinée dans toutes ses variétés et dans toutes ses complications.

L'usage imprudent du phosphore à l'intérieur, a laissé des traces indélébiles sur la membrane muqueuse de l'estomac; de nombreux points noirs indiquent la destruction de la tunique interne.

Des aiguilles, de la longueur de trois à quatre pouces, avalées dans un accès de manie, sont parvenues à traverser, sans causer de graves accidents, les parois de l'estomac. L'une d'elles est allée se fixer dans l'épiploon gastro-colique, une seconde a perforé la rate, et une troisième a gagné le foie; cette dernière a donné lieu à la formation d'un vaste abcès, qui, s'ouvrant au dehors des parois abdominales, a occasionné la mort du malade. A l'autopsie, les points perforés de l'estomac étaient encore remplis de matière brunâtre (sang caillé), et livraient facilement passage au stylet introduit.

N.^{os} d'ordre.

1816. Glande parotide squirrheuse.

1817. Stéatome du pharynx.

Maladies de l'œsophage.

1818. Épaississement des tuniques de l'œsophage.

1818*a*. Constriction et rétrécissement de l'œsophage par l'effet d'une induration squirrheuse.

1819. Rupture de l'œsophage, à l'endroit où il se continue avec l'estomac.

1820. Perforation de l'œsophage à la suite d'une pression exercée par un anévrisme de l'artère aorte.

1821. Ulcération de l'œsophage; communication entre ce canal et la bronche droite. (Clinique, 1832; Obs.)

1822. Œsophage atteint d'un ulcère cancéreux à l'endroit où ce canal se continue avec l'estomac; glandes lymphatiques médiastines tuberculeuses.

1823. Ulcère cancéreux de l'œsophage, à l'endroit qui correspond à la bifurcation de la trachée-artère, communiquant avec la bronche gauche; parois de l'œsophage considérablement épaissies (2 lignes); la tunique interne rugueuse, plissée.

Maladies du péritoine, de l'épiploon et du mésentère.

1824. Fausses membranes épaisses, recouvrant la face libre du péritoine.

1825. Péritoine granuleux, tapissé d'une fausse membrane très-épaisse.

1826. Épaississement du péritoine; granulations tuberculeuses à sa face interne; adhérence des intestins entre eux.

1827. Granulations tuberculeuses du péritoine.

1828. Épaississement du péritoine avec mélanose.

1829. Masse tuberculeuse, développée dans la membrane péritonéale.

1830. Tubercules développés dans le péritoine; trouvés sur un cadavre de femme dont la matrice avait dégénéré en tissu lardacé.

1831. Tubercule cartilagineux, développé dans le péritoine qui tapisse la matrice.

1832. Tubercule osseux sur le péritoine.

1833. Épiploon endurci par l'effet d'une inflammation chronique.

1834. État cartilagineux de l'épiploon gastro-colique.

1835. Épiploon gastro-colique, traversé par une aiguille qui s'était fait jour à travers les parois de l'estomac.

1836. Hydatides de l'épiploon.

1837. État tuberculeux du mésentère.

1838. Mésentère et intestins chargés de tubercules miliaires.

1839. Kyste hydatoïde lobuleux, développé dans le bas-ventre et communiquant par ses vaisseaux avec ceux du mésentère.

1840. Kyste cartilagineux développé dans le mésentère, et renfermant de la matière pulpeuse, blanchâtre, de nature calcaire.

Maladies de l'estomac.

1841. Hernie de l'estomac; la moitié du ventricule a passé par l'ouverture œsophagienne du diaphragme dans la cavité pectorale.

1842. Estomac d'un individu qui s'est empoisonné avec de l'acide nitrique.

1843. Estomac brûlé par l'usage interne du phosphore. (TH. LAUTH, Mém. de la Soc. d'agr., sc. et arts, t. II, p. 391.)

1844. Épaississement de la tunique musculaire de l'estomac.

1845. Ulcération de l'estomac avec perforation et adhérence du pancréas.

1846. Perforation spontanée de l'estomac d'un enfant.

N.^{os} d'ordre.

1847. Estomac atteint de perforation spontanée et de gastro-malacie à son grand cul-de-sac.

1848. Perforation spontanée de l'estomac.

1849. — lente de l'estomac.

1850. — de l'estomac à la suite d'un ulcère.

1851. — spontanée du grand cul-de-sac de l'estomac.

1852. — de l'estomac par un ulcère au foie.

1853. — de l'estomac à la suite d'un ulcère.

1854. Estomac présentant des ouvertures, à travers lesquelles ont passé des aiguilles à friser, redressées et avalées (*geradgebogene Haarnadeln;* Obs.).

1855. Perforation de l'estomac et du duodénum, à la suite d'une chute sur une latte, qui, après avoir traversé les muscles du dos et fracturé deux côtes, est venue léser aussi les intestins.

1856. Excroissances fongueuses au grand cul-de-sac de l'estomac.

1857 et 1858. Estomacs à parois squirrheuses.

1859 et 1860. Squirrhes de l'estomac.

1861 et 1862. Épaississements squirrheux de l'estomac dans sa totalité.

1863. Squirrhe de l'estomac dans le voisinage du pylore.

1864. Rétrécissement squirrheux de l'estomac.

1865. Estomac à parois épaissies et squirrheuses.

1866. Épaississement squirrheux de l'estomac près du pylore.

1867. Estomac rétréci à parois squirrheuses.

1868. Épaississement squirrheux de l'estomac.

1869. Squirrhe de l'estomac. (Mars 1823.)

1870. Squirrhe de l'estomac. (Clinique 1823. — Obs.)

1871. Squirrhe du pylore, avec épaississement des parois de l'estomac.

1872. Estomac avec induration squirrheuse de son extrémité pylorique.

1873 à 1876. Squirrhes du pylore.

1877. Estomac squirrheux et carcinomateux.

1878. Perforation de l'estomac à la suite de cancer; une portion du pancréas forme le fond de la partie ulcérée.

1879 et 1880. Cancer de l'estomac.

1881. Cancer de l'estomac à son orifice cardiaque.

1882. Cancer de l'estomac. (Obs.)

1883. Cancer de l'estomac; adhérence de ce viscère au lobe gauche du foie. (Obs.)

1884. Estomac carcinomateux vers son extrémité pylorique; tête du pancréas affectée e dégénérescence tuberculeuse.

1885. Pylore carcinomateux.

1886. Cancer du pylore avec des points d'ossification.

1887. Perforation de l'estomac dans une grande étendue, par l'effet d'un ulcère carcinomateux; duodénum et pancréas adhérents au ventricule.

1888. Cicatrice à la membrane veloutée de l'estomac, à la suite d'un ulcère guéri.

1889. Nerfs poursuivis dans l'intérieur d'une tumeur lardacée, située à la petite courbure de l'estomac.

Maladies du canal intestinal.

Intestins :
    faisant hernie,
    invaginés,
    étranglés,
    rétrécis,
    enflammés,
    épaissis,
    granuleux,

Intestins tuberculeux,
   colorés en noir,
   ulcérés,
   perforés,
   gangrénés,
   rejetés avec les selles.
Intestin rectum :
   avec chute,
   endurci,
   cancéreux,
   perforé : fistule recto-vaginale,
   garni de boutons hémorroïdaux.

Les intestins formant hernie, les recherches faites sur les organes qui leur ont livré passage, permettent de voir jusqu'à quel point le déplacement a eu lieu, et quels sont les changements de position survenus lors de la formation de la tumeur herniaire, tant inguinale que crurale.

L'invagination des intestins grêles que l'on rencontre parfois chez les enfants, paraît souvent ne se former que pendant l'agonie, leur existence n'ayant été révélée par aucun symptôme durant la vie.

Un des exemples les plus remarquables d'invagination chez l'adulte, est celui où la fin de l'iléon avec le cœcum a traversé toute l'étendue du colon, pour aller se loger dans l'intestin rectum. Dans ce cas, la valvule iléo-cœcale, engorgée et boursouflée, s'est trouvée à deux pouces au-dessus de l'anus. Des accidents très-graves ont été le résultat de ce déplacement, et le diagnostic a présenté une grande difficulté.

Dans un autre cas, également à la suite d'invagination, la gangrène s'est développée à l'endroit de la plus forte constriction, et a occasionné la séparation de la portion invaginée du reste du canal intestinal. C'est cette portion qui a été expulsée avec les selles ; elle avait une longueur de trois pieds à peu près, et appartenait à l'intestin iléon. La malade a survécu. Deux ans plus tard, à la suite d'une indigestion, les adhérences qui avaient rétabli la continuité du canal intestinal, se sont rompues, et il s'est fait un épanchement considérable dans la cavité péritonéale ; qui a occasionné la mort. L'examen du cadavre a constaté le manque de la portion d'intestin expulsée.

L'inflammation de la surface séreuse des intestins est presque toujours suivie d'une exsudation de lymphe plastique, qui bientôt se change en fausse membrane, unissant les circonvolutions des intestins. D'autres fois des tubercules miliaires en recouvrent une grande étendue.

La coloration en noir, *fausse mélanose*, couleur ardoisée des intestins, se rencontre le plus souvent à la membrane veloutée de l'intestin grêle.

Quant à l'inflammation des glandes de Brunner et de Peyer (*dothinenterie*), elle se présente dans ses différentes périodes : d'abord sous forme d'élevures, dans les follicules isolés ou agminés de l'intestin ; puis sous celle de pustules plus grandes, contenant des bourbillons ; ensuite, comme des ulcères avec des escarres à demi détachées ; enfin, sous forme d'ulcères détergés, avec un commencement de cicatrisation, à l'aide d'un tissu cellulaire sous-muqueux, récemment développé.

La destruction ulcérative de la valvule iléo-cœcale se rencontre fréquemment à la suite d'inflammation aiguë ou chronique du gros intestin (dyssenterie).

L'ulcère cancéreux semble avoir une prédilection pour l'intestin rectum. Plusieurs exemples paraissent en attester la fréquence.

Les perforations que l'on rencontre dans l'étendue du canal intestinal, et qui d'ordinaire sont le dernier terme d'altérations organiques graves, ont hâté presque toutes la mort, si elles ne l'ont pas déterminée immédiatement.

Hernies.

N.^{os} d'ordre.

1890. Hernie inguinale scrotale ; fausses membranes organisées ; épaississement du péritoine formant sac herniaire.

1891 et 1892. Hernies inguinales du côté droit.

1893. Hernie inguinale du côté gauche.

1894. Sac herniaire d'une hernie inguinale.

1895. Hernie inguinale avec adhérence des intestins entre eux.

1896. Sac herniaire avec les fausses membranes qui le recouvrent.

1897. Hernie inguinale double.

1898. Hernie crurale du côté gauche.

1899. Hernie crurale du côté gauche; intestins diversement contournés.

1900. Sac herniaire avec épaississement cartilagineux de la tunique vaginale du testicule.

1901. Hernie étranglée.

Invagination.

1902. Intus-susception d'intestin.

1903 et 1904. Portion d'intestin grêle d'enfant, affectée d'invagination.

1905. Invagination d'une portion assez considérable de l'intestin grêle d'un adulte, avec épaississement des tuniques intestinales.

1906. Invagination d'une portion d'iléon.

1907. Invagination de la fin de l'iléon, du cœcum et du colon. (Le cœcum a été entraîné jusque dans le rectum.)

Rétrécissement.

1908. Excroissances graisseuses de la membrane veloutée de l'intestin iléon.

1909. Rétrécissement squirreux du rectum.

1910. Rétrécissement et épaississement du colon avec ulcération du rectum.

1911. Gros intestin très-rétréci.

1912. Rétrécissement de deux portions d'intestin grêle, adossées l'une à l'autre.

1913. Rétrécissement de l'intestin grêle. (Obs.)

N.^{os} d'ordre.

Inflammation, ulcération, perforation.

1914. Membrane veloutée du gros intestin chargée d'excroissances fongueuses.

1915 à 1917. Inflammation des intestins grêles et du péritoine.

1918 et 1919. Fausses membranes rendues par les selles.

1920. Épaississement des tuniques de l'intestin grêle; la péritonéale chargée de tubercules miliaires.

1921. Parois du colon, épaissies.

1922. Tuniques de l'intestin cœcum, épaissies.

1923. Intestins grêles chargés de tubercules miliaires.

1924. Coloration en noir; couleur ardoisée; fausse mélanose de la membrane veloutée de l'intestin grêle.

1925. Ulcération de l'iléon à sa surface interne.

1926. Ulcère à la surface interne de l'iléon.

1927. Intestin iléon ulcéré à la surface interne.

1928. Ulcération des glandes muqueuses de l'intestin iléon.

1929. Intestin iléon parsemé d'ulcérations à la surface interne.

1930. Ulcères à la face interne des intestins.

1931. Tunique interne de l'iléon ulcéré.

1932. Ulcération de la membrane muqueuse de l'iléon.

1933. Portions de gros intestin, parsemées d'ulcères.

1934. Ulcération de la membrane muqueuse de l'iléon. (Obs.)

1935. Morceau d'iléon rongé par des ulcères.

1936. Valvule iléo-colique ulcérée.

1937. Tunique interne du cœcum, ulcérée.

1938. Dissection d'intestins ulcérés; membrane muqueuse séparée de la musculaire.

1939. Glandes muqueuses du gros intestin, ulcérées.

1940. Ulcération de la surface interne de tout le gros intestin.

1941. Ulcération profonde de toute l'étendue de la face interne du gros intestin d'un phthisique. (Obs.)

1942. Perforation de l'intestin duodénum.

1943. Perforation spontanée de l'intestin grêle. (Obs. fournie par M. le docteur Aronssohn.)

1944. Perforation spontanée du cœcum.

1945. Anus contre nature.

1946. Chute du rectum.

1947. Rectum avec ulcération cancéreuse. (Obs. fournie par M. le docteur Uebersaal.)

1948. Perforation de l'intestin rectum.

1949. Fistule recto-vaginale.

1950. Tunique interne du gros intestin, gangrenée.

1951. Grande partie de l'intestin iléon, gangrenée et rendue par les selles.

1952. Intestin rectum rempli de paille qu'avait avalée (?) un individu maniaque.

1953. Boutons hémorroïdaux.

Maladies du foie, de la vésicule du fiel, de la rate et du pancréas.

Foie :

hypertrophié,

atrophié.

Changé en graisse (*hépatodémie*).

Avec induration,

abcès,

tubercules,

encéphaloïdes,

mélanose,

tumeurs fibreuses,

tissu spongieux, érectile,

conduits biliaires remplis de vers ascarides lombricoïdes.

Acéphalocystes.

Vésicule du fiel :

chargée de calculs,

à parois épaisses, altérées,

avec excroissances fongueuses,

incrustée à sa surface interne,

oblitérée.

Rate :

hypertrophiée,

atrophiée,

à tunique cartilagineuse,

changée en kyste,

chargée de tubercules miliaires,

garnie d'encéphaloïdes,

avec tubercule osseux implanté dans son tissu,

perforée d'une aiguille qui avait traversé l'estomac.

Pancréas :

enflammé,

converti en graisse,

stéatomateux.

squirrheux.

Un foie extrêmement hypertrophié sur un fœtus à terme avait rendu l'accouchement très-difficile.

Une enveloppe du foie, très-épaissie et presque cartilaginifiée, est tirée du cadavre d'un sujet sur lequel on avait pratiqué cent dix-sept fois la ponction du bas-ventre.

Le changement en graisse (hépatodémie) se rencontre particulièrement chez les phthisiques, surtout chez ceux qui ont été condamnés pendant longtemps à un repos plus ou moins absolu.

Les autres maladies du foie constatent l'état tuberculeux, le sarcome médullaire, son induration (*hépato-sclérose*, L.) et son ramollissement (*hépato-malacie*, L.).

Une pièce représentant l'*hépato-malacie lobulaire granitique* mérite d'être signalée.

Chez un individu, dont le canal intestinal renfermait une immense quantité d'ascarides lombricoïdes, beaucoup de ces vers se sont introduits par les voies biliaires dans le conduit hépatique, au point d'en remplir presque toutes les ramifications jusque dans les régions les plus profondes du foie. Le canal cholédoque qui en était également distendu, avait la grosseur d'un doigt d'adulte.

L'examen des nombreuses vésicules du fiel malades, prouve que leur membrane interne est altérée toutes les fois que le contenu change de nature. Les calculs que l'on y rencontre sont quelquefois simples ; d'autres fois multiples. L'une d'elles, dont la membrane interne était très-épaissie, renfermait cent quatre-vingt-deux calculs adipocireux.

Les rates hypertrophiées appartenaient à des individus qui avaient éprouvé de fréquentes rechutes de fièvre intermittente.

L'état cartilagineux de la tunique de la rate se remarque assez fréquemment. Alors, par la destruction du tissu, cet organe est converti en un kyste à parois épaisses, très-résistantes, parfois osseuses.

Les tubercules miliaires et encéphaloïdes sont des altérations plus rares. La perforation de cet organe par une aiguille, qui avait traversé l'estomac, n'avait point produit d'autre altération visible.

Les pancréas enflammés, changés en graisse et en kystes hydatoïdes, méritent une attention particulière. La dégénérescence squirreuse n'est pas très-rare.

Parmi les tumeurs dissimilaires rétropéritonéales, il en existe une qui avait tiraillé les cordons nerveux stomachiques, et occasionné d'atroces douleurs.

Maladies du foie.

N.ᵒˢ d'ordre.

1954. Tunique externe du foie, épaissie et d'un tissu coriace.

1955. Dimension extraordinaire du foie d'un fœtus à terme.

1956. Foie ratatiné, déformé, atrophié ; veine ombilicale non oblitérée.

1957. Lobe gauche du foie, arrêté dans son développement.

1958. Foie d'un enfant, changé en graisse (hépatodémie).

1959. Induration et abcès vers le bord tranchant du foie.

1960. Morceau de foie affecté d'induration; vésicule du fiel étranglée dans son milieu par suite de ce changement de tissu.

1961. Abcès au foie.

1962. Abcès au foie, qui s'est ouvert dans l'estomac.

1963. Parois d'un abcès dans le lobe gauche du foie.

1964. Parois d'un abcès hépatique.

1965. Tubercule dans le foie.

1966. Portions de foie avec des tubercules blancs et déprimés dans leur centre.

1967. Tubercules du foie.

1968. Foie présentant un abcès granité par le mélange d'un grand nombre de tubercules blancs et mélanés.

1969. Portion de foie avec l'origine d'un tubercule encéphaloïde.

1970. Foie garni d'encéphaloïdes.

1971. Tubercules encéphaloïdes dans le foie.

1972. Foie farci d'encéphaloïdes.

1973. Tubercule encéphaloïde au premier degré, développé dans le tissu du foie.

1974. Tubercule du foie avec dégénérescence cérébriforme.

1975. Mélanose du foie.

1676. Encéphaloïdes mélanés du foie.

1977. Excavation hydatoïde dans le foie.

1978. Tumeur enkystée hydatoïde, logée dans l'épaisseur du foie.

1979. Kyste hépatique rempli d'acéphalocystes, au nombre de 115.

1980. Deux kystes hépatiques à parois épaisses et osseuses, remplis de débris de vers vésiculeux.

1981. Tumeur fibreuse, développée dans le lobe gauche du foie, entourée par une portion ramollie de ce viscère.

1982. Tubercule osséo-calcaire développé dans une portion du foie.

1983. Portion inférieure du grand lobe du foie, changée en stéatome.

1984. Développement de tissu spongieux dans la substance du foie.

1985. Tissu érectile dans le foie.

1986. Canaux biliaires renfermant des vers ascarides lombricoïdes.

1987. Conduits biliaires remplis de vers ascarides lombricoïdes. (Obs.)

Maladies de la vésicule du fiel.

1988. Vésicule du fiel extrêmement distendue et fongueuse.

1989. —   — dilatée; canal cystique obstrué par un calcul.

1990. —   — changée en ligament.

1991. —   — adhérant au duodénum et communiquant avec cet intestin par une ouverture anomale.

1992. —   — avec un calcul.

1993. —   — renfermant des calculs.

1994. —   — avec un énorme calcul.

1995. —   — avec un appendice renfermant un calcul.

1996. —   — renfermant un calcul; canal pancréatique injecté de matière rouge.

1997. —   — offrant dans son fond une valvule sous laquelle est logé un calcul.

1998. —   — avec un calcul.

1999. Calcul biliaire engagé dans le canal cystique distendu.

2000. Vésicule du fiel très-allongée, renfermant un calcul.

2001. Vésicule du fiel avec des calculs.

2002. Deux grands calculs biliaires logés dans la vésicule du fiel.

2003. Calcul dans la vésicule du fiel et dans le canal cystique.

2004. Vésicule du fiel à parois très-épaisses, renfermant deux calculs biliaires.

2005. — — racornie, remplie d'un seul calcul; canal cholédoque dilaté.

2006. — — dilatée, ses parois altérées; calcul biliaire très-gros, chatonné dans sa partie supérieure.

2007. — biliaire à parois épaisses, par l'effet d'un calcul volumineux.

2008. — du fiel à parois singulièrement épaissies.

2009. — — à parois altérées, épaisses, renfermant douze calculs polyèdres.

2010. — — dont la tunique interne a été changée en membrane fibro-séreuse par la présence de onze calculs.

2011. — — altérée dans sa texture.

2012. Parois de la vésicule du fiel épaissies; sa tunique externe changée.

2013. Texture de la tunique interne de la vésicule du fiel, altérée.

2014. Épaississement des parois de la vésicule du fiel.

2015. Altération des tuniques de la vésicule du fiel.

2016. Altération de la tunique interne de la vésicule du fiel.

2017. Membrane interne de la vésicule du fiel, épaissie par l'effet de 182 calculs adipocireux.

2018. Parois de la vésicule du fiel, incrustées d'une masse calculeuse.

2019. Vésicule du fiel à parois épaisses et verdâtres.

2020. Vésicule du fiel épaissie, dont les tuniques sont disséquées.

2021. Mélanose de la vésicule du fiel.

2022. Tubercule osseux entre les tuniques de la vésicule du fiel.

Maladies de la rate.

N.^{os} d'ordre.

2023. Rate hypertrophiée.

2024. Rate extrêmement volumineuse (hypertrophiée).

2025 et 2026. Rate humaine extrêmement volumineuse.

2027. Rate atrophiée d'un jeune homme de vingt-deux ans.

2028. Rate racornie; sa tunique externe cartilagineuse et tuberculeuse.

2029. Rate d'une femme de cent quatre ans, entièrement racornie.

2030. Tunique de la rate, cartilagineuse.

2031. Tunique de la rate, devenue cartilagineuse.

2032. Tunique de la rate cartilagineuse, extrêmement épaisse.

2033. Rate à tunique calleuse, avec ramollissement du parenchyme.

2034. Rate changée en kyste, à parois cartilagineuses et osseuses.

2035. Rates d'enfants avec des tubercules miliaires.

2036. Encéphaloïdes mélanés, développés dans la rate.

2037. Tubercule osseux, développé dans le tissu de la rate.

2038. Rate traversée d'une aiguille avalée, et qui avait traversé l'estomac.

Maladies du pancréas.

2039. Pancréas enflammé.

2040. — enflammé, avec plusieurs petits foyers purulents. (Observ. Cliniq., 1828.)

2041. — dégénéré en kyste extrêmement considérable.

2042. — converti en graisse.

2043. — — — — (Voyez le dessin).

2044. — — — — (Observ. Cliniq., 1829).

2045. — stéatomateux; son canal extraordinairement dilaté.

2046. Dégénérescence squirreuse du pancréas.

Tumeurs abdominales et rétropéritonéales.

N.^{os} d'ordre.

2047. Masse tuberculeuse avec dégénérescence lardacée, adhérente à la surface concave du foie, et comprenant la vésicule du fiel, remplie de calculs.

2048. Masse stéatomateuse qui avait son siége sur la colonne vertébrale derrière l'estomac.

2049. Masse stéatomateuse qui avait son siége sur les vertèbres lombaires.

2050. Tumeur abdominale, tuberculeuse, avec dégénérescence cérébriforme.

2051. Tumeur dissimilaire, rétropéritonéale, trouvée dans le singe.

––––––

Anatomie comparée pathologique.

2052. Foie et rate d'un chat; le premier à l'état tuberculeux.

2053. Tubercule du foie d'une poule.

2054. Foie tuberculeux d'une oie.

2055. Foie de veau tacheté de noir (mélanose).

2056. Foie de singe (*lemur mongos*) garni d'hydatides.

––––––

APPAREIL DES VOIES URINAIRES.

Anatomie physiologique.
Reins, uretères, vessie, canal de l'urètre.

Il n'est peut-être point d'organe dont la structure intime se laisse aussi facilement démontrer par l'injection que celle du rein. Sur ceux d'adultes, ainsi que sur ceux de fœtus, et dont les artères sont remplies d'une dissolution de colle colorée avec du vermillon, la matière a pénétré à travers la substance corticale, pour arriver dans les tubes de Bellini. On distingue jusqu'à la différence qui existe entre l'injection capillaire veineuse et l'artérielle.

Les bosselures des reins de fœtus, se rapprochant de la conformation de ces organes chez les animaux, rendent compte, par l'aspect extérieur, du nombre des cônes qui plongent dans les calices.

Le cabinet conserve un rein préparé par Schumlansky (*Diss. de structura renum*).

Une vessie urinaire est remarquable par un plexus veineux extrèmement développé vers le bas-fond, le col et la partie prostatique de cette poche.

N.^{os} d'ordre.

2057 à 2063. Reins injectés et ouverts; 7 pièces.

2064 à 2068. Reins de fœtus injectés et ouverts; 5 pièces.

2069. Rein préparé par Schumlansky (auteur de la dissertation de *structura renum*).

2070. Rein présentant des pyramides entièrement injectées.

2071.   — injecté, séché avec les nerfs qui s'y rendent.

2072.   — matrice et ovaires d'embryon injectés.

2073. Organes génito-urinaires de fœtus, injectés.

2074. Glande surrénale injectée et soufflée.

2075. Vessie urinaire d'enfant, injectée.

2076. Plexus veineux de la vessie urinaire.

2077. Vessie urinaire du fœtus avec les artères ombilicales.

Anomalies de forme et de position des organes urinaires.

La réunion des deux reins en un seul est tantôt incomplète, tantôt complète. Dans ce dernier cas, le rein est figuré en fer à cheval, situé en travers de la colonne vertébrale. La concavité est dirigée en haut, la convexité, en bas. Cette anomalie se range à côté du manque d'un des reins ou à la position trop basse de cet organe.

L'artère aorte fournit les artères rénales; mais lorsque le rein est placé trop bas, l'artère iliaque primitive lui envoie des branches.

Les appendices de la vessie, la forme bilobée, se rencontrent assez fréquemment; mais ne paraissent point se former selon les lois applicables aux arrêts de développement.

N.^{os} d'ordre.

2078 à 2080. Système urinaire avec bifurcation des deux urctères; 3 exemplaires.

2081. Rein dont la scissure est très-dilatée.

2082 à 2084. Reins réunis en un seul, figurant un fer à cheval; 3 exemplaires.

2085. Vessie urinaire avec un appendice.

2086. — figurée en circonvolutions à la manière des intestins.

2087. — avec deux appendices.

2088. Vessie bilobée à son fond supérieur.

Anatomie pathologique.

Maladies des reins, des capsules surrénales, des uretères, de la vessie et du canal de l'urètre.

Capsules surrénales :
hypertrophiées,
atrophiées,

affectées de dégénérescence tuberculeuse,
                     fongueuse,
                     cérébriforme,
                     mélanée.

Reins :

atteints d'hypertrophie,
      de raréfaction de tissu,
      de ramollissement,
      d'érosion,
      d'ulcération,
      de destruction du parenchyme,
      de dégénérescence hydatoïde, graisseuse,
         fongueuse, cérébriforme,
      de dilatation des calices et du bassinet,
         avec ou sans calculs.

Vessie urinaire :

à parois épaisses; hypertrophiée,
à colonnes,
affectée d'excroissances fongueuses,
ulcérée,
cancéreuse,
perforée.

Prostate :

tuméfiée,
indurée, garnie de
calculs.

Canal de l'urètre :

ulcères fistuleux.

L'assertion de Winslow et de Mekel concernant l'absence des glandes surrénales chez les fœtus acrâniens, ne s'est point confirmée sur une pièce de notre collection. Une capsule surrénale a été trouvée changée en une masse mélanée très-considérable.

Les altérations les plus complètes des reins ont quelquefois lieu sans déterminer aucun accident fâcheux. Leur changement en kystes simples ou hydatoïdes, leur ulcération, se trouvent souvent liés à des affections organiques de la vessie. La dilatation des calices et du bassinet est un fait très-commun et coïncide souvent avec l'exis-tence de calculs rénaux.

Une considération déduite des observations sur les maladies organiques des reins est, que, lorsque ces maladies consistent dans une induration squirreuse ou dans une conversion en graisse, elles se bornent à un seul côté; alors le rein du côté opposé augmente de volume et fait les fonctions de celui qui est malade. La dégénérescence hydatoïde, au contraire, affecte le plus souvent les deux reins simultanément (Lobstein).

L'épaississement des parois de la vessie urinaire a lieu le plus souvent par hypertrophie de la membrane musculaire; il constitue l'état connu sous le nom de *vessie à colonnes.*

La tuméfaction de la glande prostate, le développement de son troisième lobe (lobe de Home), son induration squirreuse, sont des maladies fort communes à l'âge avancé; elles déterminent presque toujours des ischuries, qui dégénèrent en rétention complète, contre laquelle la sonde à demeure est le seul remède.

Les ulcères de la poche urinaire affectent volontiers le caractère fongueux et carcinomateux; des calculs en remplissent parfois une grande partie de sa cavité, ou bien se chatonnent dans les interstices des faisceaux musculaires hypertrophiés.

Les calculs prostatiques sont de deux sortes : les uns sont contenus dans les conduits excréteurs et sont très-petits; les autres, plus grands, sont renfermés dans un kyste qui s'est développé dans l'épaisseur de la glande.

Maladies des capsules surrénales.

N.^{os} d'ordre.

2089. Hypertrophie de la capsule surrénale d'un enfant nouveau-né.

2090. Tumeur considérable paraissant dépendre du développement extraordinaire de la capsule surrénale d'un mouton.

2091. Capsule surrénale renfermant un caillot de sang dans son intérieur.

2092. Capsules surrénales d'un aliéné.

2093 et 2094. Capsules surrénales stéatomateuses.

2095. Capsule surrénale stéatomateuse.

2096. Capsule surrénale attaquée de dégénérescence tuberculeuse.

2097. Capsules surrénales tuberculeuses avec leurs nerfs.

2098. Encéphaloïde de la capsule surrénale.

2099. Mélanose de la capsule surrénale droite.

Maladies des reins.

2100. Rein droit très-volumineux, le gauche changé en graisse ; uretère gauche épaissi ; vessie à colonnes.

2101. Rein extrêmement volumineux : sa substance en partie changée en graisse, en partie rongée par des ulcères.

2102. Calices du rein très-dilatés, transformés en poches ; substance du rein presque détruite.

2103. Uretère et bassinet du rein droit extrêmement distendus.

2104. Reins dont les bassinets sont très-distendus.

2105. Rein changé en kyste.

2106. — droit changé en kyste.

2107. — gauche changé en un assemblage de kystes.

2108. — changé en un kyste hydatoïde.

2109. — dégénéré en kyste.

2110. — chargé d'hydatides.

2111. — changé en hydatides.

2112. Dégénérescence hydatoïde du rein.

2113. Rein changé en un assemblage de kystes.

2114. — très-tuméfié et ulcéré.

2115. — ulcéré; vessie à colonnes.

2116. — rongé par des ulcères; épaississement des parois de la vessie.

2117 à 2119. Reins ulcérés.

2120. Substance du rein entièrement détruite.

2121. Reins ulcérés, vessie à colonnes, prostate tuméfiée.

2122. Rein ulcéré; calculs dans le bassinet.

2123. Rein ulcéré avec dissection de son plexus nerveux.

2124. Rein gauche ulcéré, ses deux substances dénaturées; parois de l'uretère épaissies.

2125. Intumescence et induration du rein; vessie à colonnes; tuméfaction de la prostate.

2126. Substance du rein presque détruite, calices et bassinet très-dilatés.

2127. Dégénérescence fongueuse du rein.

2128. Rein dégénéré en un tissu lardacé.

2129. Encéphaloïdes attachés à l'extrémité supérieure du rein.

2130. Rein avec des calices dilatés, renfermant des calculs.

2131. Rein garni de calculs logés dans les calices et le bassinet.

2132. Rein gauche; commencement de l'uretère obstrué par un calcul.

2133. Petite poche renfermant des calculs rendus avec les urines.

2134. Voies urinaires et parties génitales d'un diabétique. (Obs. et descr.)

2135. Rein agrandi et changé en un grand nombre de cavités communiquant les unes avec les autres, et résultant de la destruction de la substance tubuleuse, la corticale étant intacte.

Maladies de la vessie et du canal de l'urètre.

N.⁰ˢ d'ordre.

2136. Vessie très-dilatée à parois minces.

2137. — très-dilatée, avec constriction vers son fond.

2138. — enflammée.

2139. — considérablement épaissie; inflammation de la surface interne; tuméfaction de la prostate.

2140. — à colonnes; abcès situés à la surface externe et pénétrant au dedans de ce viscère.

2141. — à colonnes : la surface interne d'une apparence réticulaire; uretères dilatés.

2142. — à colonnes : uretères dilatés.

2143 à 2145. Vessies à colonnes; hypertrophie de la membrane musculaire.

2146. Vessie extrêmement distendue; prostate tuméfiée.

2147. — très-distendue; tuméfaction de la prostate.

2148. — à colonnes; tuméfaction de la prostate.

2149. — à parois épaisses; lobe de Home, très-développé.

2150. Parois de la vessie ayant sept lignes d'épaisseur; induration avec mélanose du tissu spongieux du canal de l'urètre extrêmement rétréci.

2151 à 2154. Tuméfaction de la luette vésicale.

2155. Tuméfaction et fongosité de la prostate.

2156. Vessie épaisse et dilatée; tuméfaction de la prostate et de la luette vésicale.

2157. Tuméfaction de la prostate.

2158. Vessie rétrécie et à colonnes; prostate extrêmement tuméfiée.

2159. Excroissances fongueuses de la vessie.

2160. Fongus de la vessie.

2161. Excroissances fongueuses de la vessie; intumescence de la prostate.

N.^{os} d'ordre.

2162. Excroissance fongueuse de la vessie.

2163. Fongus de la vessie.

2164. Prostate squirreuse ; excroissances mamelonnées au col de la vessie.

2165. Ulcère carcinomateux de la vessie urinaire.

2166. Vessie cancéreuse ayant renfermé un gros calcul.

2167. Vessie renfermant un calcul.

2168. Calculs logés dans des sinus de la vessie.

2169. Ulcère fistuleux de la prostate, s'ouvrant dans l'isthme de l'urètre.

2170. Vessie urinaire épaissie, ayant entre les orifices des deux uretères un kyste rempli de matière calcaire.

2171. Ulcères fistuleux du canal de l'urètre conduisant dans le rectum.

APPAREIL CÉRÉBRO - SPINAL.

Anatomie physiologique.

Cerveau, moelle épinière, enveloppes cérébrales et rachidiennes, nerfs.

Les préparations des membranes qui entourent le cerveau et la moelle épinière, se rapportent principalement à leur injection ; celles de la dure-mère et de la pie-mère surtout ne laissent rien à désirer.

Diverses coupes faites sur le cerveau et conservées dans de l'esprit de vin, rappellent les recherches multipliées faites dans le temps par le professeur Lauth, père, et dont le résultat a été publié dans le *Journal complémentaire du Dictionnaire des sciences médicales.* Il s'agissait d'envisager sous un point de vue nouveau les parties du cerveau que l'on connaît déjà, d'en saisir les rapports, de trouver une suite et une liaison entre celles que l'on croyait isolées, et de faire voir comment ces parties constituent une série, un ensemble, un système à part.

Le développement successif du cerveau dans le fœtus, dont Wenzel, Carus, Sérres, Meckel, Tiedemann, se sont occupés, avait aussi fixé l'attention de Lobstein. Des recherches faites sur la moelle cérébrale et épinière sur des embryons de trois, quatre et cinq mois, ont fourni quelques préparations, mais dont l'ancienneté a fait disparaître en partie les caractères. Heureusement que des planches coloriées en ont conservé le souvenir.

Une portion de cerveau de la moelle allongée et de la moelle de l'épine, avec l'origine des nerfs respiratoires, est préparée d'après l'idée ingénieuse de Charles Bell.

Les préparations de nerfs desséchés, outre qu'elles se conservent parfaitement bien, ont l'avantage de représenter, au premier coup d'œil, tout l'ensemble de l'entrelacement des filets nerveux de telle ou telle région. On n'a pas besoin de soulever les nerfs superficiels pour voir ceux plus profondément situés. Les fibrilles les plus ténues sont très-apparentes, et acquièrent même de la solidité par la dessiccation. Néanmoins nous conservons quelques-unes des préparations de nerfs dans de l'esprit de vin ; ce sont surtout celles qui confirment les découvertes d'ARNOLD, de Heidelberg, et qui se rapportent au ganglion otique, au rameau auriculaire du nerf vague et du glosso-pharyngien. M. WILLIEN, de Thann (Haut-Rhin) a très-bien préparé et conservé dans de l'esprit de vin un nerf pneumogastrique, et les plexus cardiaques poursuivis jusque dans leurs dernières divisions.

Les plus belles préparations de nerfs desséchés ont été faites sur des pièces préalablement injectées. Le rapport que l'on peut conserver entre les nerfs et les artères, en isolant avec soin ces parties, est d'un grand avantage pour l'instruction, en mettant l'élève à même de saisir l'ensemble de la structure de nos organes.

Les séries de préparations que nous possédons, soit de nerfs isolés, soit de nerfs en communication les uns avec les autres, permettent de les étudier tous, depuis leur origine jusqu'à leurs dernières terminaisons.

Les nerfs de la tête en général, ceux de la face, de la cavité orbitaire, de la région cervicale, des extrémités supérieure et inférieure, sont ceux qui ont donné lieu à des pièces fort remarquables, et qui, pour la plupart, sont le produit du travail des élèves qui ont concouru pour le prix d'anatomie pratique que l'on décerne chaque année à la meilleure des préparations anatomiques.

*Cerveau, moelle épinière, enveloppes cérébrales et
rachidiennes.*

N.^{os} d'ordre.

2172 à 2185. Dures-mères injectées ; 14 pièces.

2186. Arachnoïde injectée de matière rouge. (Don de M. le docteur FOHMANN, de Heidelberg.)

2187 à 2189. Pie-mère injectée; 3 pièces.

2190. Cerveau humain injecté.

2191. Coupe verticale du cerveau, partageant ce viscère en deux parties égales.

2192. Veines de Galien, de la cloison transparente et des plexus choroïdes, injectées.

2193. Moelle de l'épine avec les nerfs spinaux.

2194. Moelle de l'épine et nerfs formant la queue de cheval.

2195. Portion cervicale de la moelle épinière.

2196. Portion cervicale de la moelle épinière, pour voir l'origine des nerfs.

2197. Préparation pour faire voir la continuation des pyramides à travers le pont de Varole.

2198. Moelle épinière de fœtus, richement injectée.

2199. Dissection des diverses enveloppes de la moelle épinière.

2200. Fibrilles nerveuses d'une extrême ténuité, par suite de la dissolution du névrilemme dans de l'acide nitrique.

Nerfs encéphaliques, rachidiens ; nerf grand sympathique, avec leurs communications.

2201. Recherches sur le ganglion pétreux, le rameau de Jacobson et les ganglions des fosses nasales ; préparation des douze paires de nerfs cérébraux avec toutes leurs commun cations.

2202. Préparation des douze paires de nerfs cérébraux avec leurs communications. (Par AL. LAUTH.)

2203. Nerfs de la face et du cou ; communication du facial avec le trijumeau. (Par le même.)

2204. — de la face avec leurs communications entre la cinquième et la septième paire. (Pièce présentée au concours pour la place de chef des travaux anatomiques, en 1837, par M. BACH.)

2205. — et artères de la face avec leurs diverses communications.

N.ᵒˢ d'ordre.

2206. Nerfs et artères de la face. (Préparation qui a remporté le prix d'anatomie pratique, en 1833, par M. le docteur GROS, de Strasbourg.)

2207 et 2208. Nerfs de la face; 2 pièces.

2209. Nerfs et artères de la cavité orbitaire.

2210. Nerfs de l'orbite.

2211. Nerfs et muscles de l'œil.

2212 à 2216. Nerfs de l'œil; 5 pièces.

2217 à 2219. Nerf maxillaire supérieur; extrémité céphalique du grand lymphatique; 3 exemplaires.

2220 et 2221. Nerf maxillaire supérieur; extrémité céphalique du grand lymphatique; rameau de Jacobson; 2 pièces.

2222. Nerf maxillaire supérieur.

2223 et 2224. Nerfs trijumeaux; 2 pièces.

2225 et 2226. Nerfs maxillaires inférieurs.

2227. Nerf maxillaire inférieur; artères correspondantes conservées. (Pièce présentée au concours pour la place de chef des travaux anat. en 1837, par M. BACH.)

2228 et 2229. Préparation du rameau de Jacobson, de la corde du tympan et du ganglion otique; 2 pièces.

2230. Préparation du ganglion otique.

2231. Ganglion otique; rameau de Jacobson; nerfs du rocher. (Par AL LAUTH.)

2232. Nerfs dans l'intérieur du rocher; extrémité céphalique du grand sympathique.

2233. Nerfs qui se distribuent dans le labyrinthe.

2234. Origine du nerf acoustique.

2225. Nerfs glosso-pharyngien, pneumo-gastrique, grand hypoglosse, accessoire de Willis; portion cervicale du grand sympathique.

2236. Branche auriculaire du nerf vague et du glosso-pharyngien ; ses communications avec le facial, d'après Arnold. (Par Al. Lauth.)

2237. Préparation des nerfs glosso-pharyngien, pneumo-gastrique, grand hypoglosse et de la portion cervicale du grand sympathique. (Pièce qui a remporté le prix d'anatomie pratique en 1835, par M. Willien, de Thann.)

2238. Origine du nerf spinal ou accessoire de Willis.

2239. Nerfs et artères de l'épaule, de l'aisselle et de l'extrémité supérieure. (Pièce présentée au concours pour le prix d'anatomie pratique en 1831, par M. Pitois, de Remiremont, auquel un prix a été décerné.)

2240. Nerfs et artères de la poitrine et de l'extrémité supérieure. (Présentés au concours d'anatomie pratique en 1832, par M. Petel.)

2241. Nerfs de l'épaule, du bras, de l'avant-bras et de la main. (Par Al. Lauth.)

2242 et 2243. Distribution des nerfs et des artères dans la peau de l'avant-bras, de la main, et dans celle de la jambe et du pied. (Deux pièces qui ont remporté le prix d'anatomie pratique en 1834, par M. Ad. Schwebel, de Barr.)

2244. Renflements gangliformes, dans le trajet des nerfs digitaux de la main.

2245. Dissection des nerfs respirateurs à leur origine, d'après Ch. Bell.

2246. Plexus nerveux lombaire et sacré ; leurs communications avec le grand sympathique ; distribution de l'artère hypogastrique. (Par M. L. Schilling, de Brumath, qui a remporté le prix d'anatomie pratique en 1832.)

2247. Nerfs et artères du bassin, des organes génitaux et de l'extrémité inférieure. (Par M. L. Schilling, de Brumath, qui a remporté le prix d'anatomie pratique en 1832.)

2248. Tronc du grand sympathique et ses communications avec les nerfs spinaux.

2249. Dissection du nerf grand sympathique sur un embryon de quatre mois. (Par Lobstein.)

2250. Nerf naso-palatin de Scarpa.

2251. Extrémité pelvienne du nerf grand sympathique.

2252. Nerfs et plexus cardiaques.

2253. Nerfs cardiaques.

2254. Plexus nerveux hépatique pénétrant dans le foie avec l'artère hépatique.

2255. Plexus nerveux hépatique se rendant dans le foie avec la veine porte.

2256. Nerfs de fœtus séparés, injectés.

2257. Plexus nerveux analysé, séché.

Anatomie comparée.

2258. Cerveau du mandril.
2259. — du cheval.
2260. — du chamois.
2261. — du blaireau.
2262. — du renard.
2263. — de la sarigue.

Anatomie pathologique.

Maladies du cerveau, du cervelet, de la moelle de l'épine et de leurs enveloppes.

Dure-mère :
   divisée en plusieurs lames,
   épaissie,
   ossifiée,
   adhérente au cerveau ;
   avec fongus,
      stéatome,
      corps fibreux.
Arachnoïde :
   épaissie, adhérente et confondue avec la pie-mère;
   avec concrétions
      cartilagineuses et
      osseuses.
Pie-mère :
   épaissie,
   chargée de vers vésiculeux (*cysticercus,* Rud.).
Plexus choroïde :
   hydatoïde,
   stéatomateux.
Cerveau, cervelet, moelle épinière :
   avec atrophie,
      ramollissement,
      corps fibreux,
      tubercule,
      fongus,
      abcès.

Nerfs :

renflements gangliformes après l'amputation ;

tumeurs développées dans l'épaisseur des nerfs (*névromes*).

concrétion osseuse, adhérente et fixée entre les filets.

coloration en jaune (*kirronose*, L.)

Maladies des membranes du cerveau.

Les recherches anatomiques ont démontré qu'il existe trois sortes d'ossification à la dure-mère : 1.° son incrustation ; 2.° l'ossification en lames, et 3.° les excroissances stalactiformes.

Les *excroissances fongueuses* sont implantées tantôt à la surface interne, et d'autres fois à la surface externe de cette membrane fibreuse. Dans ce dernier cas surtout, elles perforent, en l'usant peu à peu, la calotte osseuse du crâne, et se font jour à travers le cuir chevelu ; rarement occasionnent-elles des lésions de l'intelligence.

L'arachnoïde qui recouvre la moelle de l'épine se trouve quelquefois parsemée de plaques cartilagineuses. Cette disposition, que Sabatier a décrite le premier, a été signalée par Lobstein, avec la circonstance déjà indiquée par le célèbre anatomiste parisien, savoir : que l'arachnoïde, qui tapisse la face postérieure de la moelle, présente seule cette dégénérescence. Le sujet dont est tirée la pièce avait été frappé de paralysie aux extrémités supérieures et inférieures.

Une pie-mère renfermant dans son épaisseur une grande quantité de vers vésiculeux (*cysticercus*, Rud.), constitue un fait très-remarquable.

(Les altérations de l'arachnoïde et de la pie-mère, que l'on rencontre souvent dans les inflammations occultes du cerveau et dans les hydropisies des ventricules, ne sont guère de nature à être conservées.)

Maladies du cerveau et du cervelet.

Les changements d'organisation arrivés à la substance de l'encéphale peuvent être aperçus très-distinctement à travers la liqueur dans laquelle ces parties sont conservées.

Les cavernes que se creuse le sang épanché dans le cerveau des apoplectiques, et qui déjà ont été signalées par Morgagni, ont fourni l'occasion de constater l'existence de la membrane délicate et de couleur jaune, qui, d'après les observations de MM. Rochoux et Riobé, tapisse ces mêmes cavités.

Le fongus du cervelet, qui s'est développé dans le quatrième ventricule chez une fille de neuf ans, à la suite d'une chute, et qui fut accompagné d'hydropisie des ventricules du cerveau, n'a point entraîné d'altération dans les facultés intellectuelles.

Maladies des nerfs.

Les nerfs convertis en ganglions dans les moignons, après l'amputation des membres, ont été l'objet de recherches par lesquelles il a été prouvé que les filaments nerveux s'épaississent et se terminent dans le névrilemme commun, qui en devient plus fort et plus épais, à mesure qu'il s'approche de l'extrémité du nerf amputé.

Des tumeurs sarcomateuses se développent entre les faisceaux des nerfs. Une semblable tumeur, rencontrée dans l'épaisseur du nerf médian, dont elle a fini par rompre les filaments, après les avoir écartés les uns des autres, a offert, à la dissection, des particularités assez remarquables, et à la physiologie, des aperçus neufs et piquants (voyez *Diss. sur les tum. dével. dans les nerfs : névromes;* par M. le docteur Aronssohn). Le grand nerf sciatique est aussi devenu le siége d'une pareille tumeur; elle a été excisée sur le vivant par M. le docteur Fréd. Lauth, et son analyse a révélé une dégénérescence encéphaloïde de quelques filets de ce gros cordon nerveux.

Le nerf grand sympathique a offert à Lobstein une singulière coloration en jaune doré, qu'il considère comme un état maladif, auquel participe, d'une manière très-marquée, la moelle épinière, affection à laquelle il a donné le nom de *kirronose*. J'ai assisté dans le temps à la dissection de ces embryons, et j'ai parfaitement reconnu ce genre d'altération; mais par leur séjour dans l'esprit de vin ces nerfs ont perdu la nuance qui les caractérisait.

Des tubercules mous et d'une nature particulière se sont trouvés greffés sur les ganglions semi-lunaires, appartenant à un individu qui a succombé à la colique de plomb.

Maladies des enveloppes cérébrales.

N.^{os} d'ordre,

2264. Face externe de la dure-mère, tapissée par une couche de sang coagulé.

2265. Fausses membranes tapissant la dure-mère.

2266. Dure-mère séparée en deux lames par l'effet d'un sang épanché entre elles.

2267. Dure-mère ayant à sa face interne une poche divisible en plusieurs lames, interceptant des espaces remplis d'un fluide gélatineux.

2268. Dure-mère d'un maniaque, ayant à sa face interne des amas de matière visqueuse, brune, renfermée entre des lames minces, ressemblant à l'arachnoïde.

2269. Dure-mère épaissie, avec adhérence du cerveau, d'un maniaque épileptique.

2270. Excroissances à la faux du cerveau.

2271. Fongus de la dure-mère, pénétrant au dehors du crâne et se faisant jour à travers le cuir chevelu.

2272. Fongus de la dure-mère.

2273. Petit fongus de la dure-mère, avec commencement de perforation du crâne.

2274. Faux du cerveau avec un fongus médullaire.

2275. Excroissances fongueuses à la dure-mère rachidienne.

2276. Stéatome attaché à la dure-mère.

2277. Dure-mère avec des tumeurs stéatomateuses.

2278. Corps fibreux séparé de la dure-mère.

2279. Concrétion osseuse adhérente à la dure-mère.

2280. Dure-mère ossifiée dans le voisinage du pressoir d'Hérophile.

2281. Concrétions osseuses dans la dure-mère et dans sa faux.

2282 et 2283. Ossifications de la dure-mère.

2284 à 2286. Ossifications de la faux de la dure-mère.

2287. Concrétion osseuse de la dure-mère.

2288. Concrétions osseuses de la dure-mère.

2289 à 2293. Concrétions osseuses entre les lames de la dure-mère.

2294. Tubercule osseux de la dure-mère.

2295 à 2300. Ossifications de la dure-mère.

2301. Épaississement de l'arachnoïde et de la pie-mère.

2302. Plaques cartilagineuses dans l'arachnoïde de la moelle épinière.

2303. Concrétion osseuse, implantée dans l'arachnoïde; adhérence de cette membrane avec la pie-mère.

2304. Vers vésiculeux (*cysticerques*) dans la pie-mère d'un homme.

2305. Cysticerques dans la pie-mère, recouvrant le cerveau.

2306. Cysticerques trouvés dans la pie-mère d'une femme aliénée, dans le voisinage de l'infundibulum.

2307. Plusieurs plexus choroïdes, tirés d'individus morts de typhus.

2308. Plexus choroïdes remplis d'hydatides.

2309. Hydatides du plexus choroïde.

2310. Plexus choroïde rempli de concrétions stéatomateuses.

2311. Plexus choroïdes stéatomateux.

Maladies du cerveau, du cervelet et de la moelle épinière.

2312. Cervelet atrophié d'une femme de quatre-vingt-dix-sept ans.

2313. Portion de cerveau d'un épileptique maniaque, dont les circonvolutions, peu prononcées, étaient adhérentes à la dure-mère.

2314. Circonvolutions larges dans les lobes antérieurs du cerveau d'un aliéné.

2315. Ramollissement du cerveau avec infiltration sanguine.

2316. Partie inférieure du corps strié droit, ramolli.

2317. Corps fibreux dans le cerveau, trouvé dans le plafond du ventricule latéral droit.

N.^{os} d'ordre.

2318. Corps fibreux du cerveau.

2319. Corps fibreux et glandiforme dans l'hémisphère droit du cerveau.

2320. Substance tuberculeuse, développée dans l'hémisphère gauche du cerveau d'un enfant.

2321. Dégénérescence tuberculeuse de l'hémisphère droit du cervelet.

2322. Fongus dans l'hémisphère gauche du cerveau.

2323 et 2324. Fongus du cerveau.

2325. Corps cannelé fongueux.

2326. Petit fongus dans la couche optique du côté gauche.

2327. Couche du nerf optique du côté droit, affecté de fongus.

2328. Fongus sur le lieu d'entre-croisement du nerf optique.

2329. Fongus du cervelet, pénétrant dans le quatrième ventricule.

2330. Fongus médullaire dans l'hémisphère droit du cerveau.

2331. Tache jaune sur la couche du nerf optique du côté gauche.

2332. Parois d'un abcès cérébral.

2333. Deux portions d'un hémisphère du cerveau d'un apoplectique, formant une cavité assez vaste, qu'avait occupée un caillot sanguin.

2334. Circonvolutions mélanées du cerveau.

2335. Glande pinéale entièrement pétrifiée.

2336. Dégénérescence cartilagineuse de la colonne vertébrale, et ramollissement de la moelle épinière. (Avec observation et description.)

2337. Moelle de l'épine épaissie, rendue coriace et enflammée à la moitié inférieure, tirée d'un sujet paralysé des extrémités inférieures.

2338. Masse tuberculeuse développée dans le canal vertébral, à la hauteur des deuxième et troisième vertèbres cervicales cariées; compression de la moelle épinière; paralysie des extrémités supérieures (marasme: mort).

2339. Portion de la moelle épinière, comprimée par une masse tuberculeuse.

Maladies des nerfs.

2340. Renflement gangliforme des extrémités des troncs nerveux, après l'amputation de l'avant-bras.

2341. Dissection des extrémités gangliformes des nerfs brachiaux amputés, et d'une artère brachiale oblitérée.

2342. Extrémités amputées des nerfs collatéraux de deux doigts de la main, dégénérées en ganglions.

2343. Épaississement gangliforme de l'extrémité des nerfs après l'amputation d'un membre.

2344. Préparation des nerfs d'un doigt médius, dont la troisième phalange a été amputée.

2345. Épaississement d'un des ganglions semi-lunaires.

2346. Tumeurs développées dans les filets des nerfs musculo-cutanés.

2347. Tumeur stéatomateuse dans l'épaisseur du nerf médian. (Observ. et descr.; voyez Diss. de M. Aronssohn.)

2348. Tumeur énorme développée dans le nerf grand sciatique, et dégénérescence encéphaloïde d'une partie des filets de ce cordon. (Don de M. le docteur Fréd. Lauth.)

2349. Concrétions osseuses, dont l'une était adhérente au nerf pneumo-gastrique et l'autre comprise entre les filets.

2350. Tubercule adhérent au ganglion semi-lunaire.

2351. Concrétion osséo-pierreuse adhérente au nerf vague du côté droit.

2352. Tubercule pierreux dans les ramifications du plexus solaire.

2353. Nerf grand sympathique d'un embryon affecté de coloration jaune (*hirronose*, L.).

2354. Embryons jumeaux sur lesquels le grand sympathique est affecté de coloration jaune.

APPAREIL DES SENS.

ORGANE DU TOUCHER, DU TACT.

Anatomie physiologique.

Peau et ses dépendances.

La peau de la face, richement injectée et préparée en forme de masque, donne une preuve de la perméabilité de ce tissu. Entièrement colorée en rouge par suite de l'injection, et rendue transparente par la dessiccation, l'extrême division des vaisseaux sanguins y est très-visible.

D'autres pièces appartenant à différentes régions du corps, et sur lesquelles l'injection a très-bien pris, ont été desséchées d'abord et plongées ensuite dans de l'esprit de térébenthine. L'admirable richesse des vaisseaux sanguins y est rendue encore plus apparente par ce procédé.

La structure des ongles et des poils peut être étudiée sur des pièces auxquelles on a fait subir quelques préparations convenables.

N.^{os} d'ordre.

2355. Peau de la face, richement injectée et préparée en forme de masque; 16 exemplaires.

2356. Cuir chevelu injecté.

2357. Peau de la main, injectée; 2 exemplaires.

2358. Peau du bras et de la jambe, injectée; 3 exemplaires.

2359. Peau de la plante du pied, injectée; 2 exemplaires.

2360. Morceaux de peau de différentes parties du corps, injectés; 6 pièces.

2361. Peau injectée, séchée, puis conservée dans l'essence de térébenthine.

2362. Derme, épiderme et tissu de Malpighi, du Nègre; 2 pièces.

2363. Réseau de Malpighi, du Nègre.

2364. Enveloppe épidermoïde d'un pied entier, desséchée.

2365. Diverses préparations du derme, de l'épiderme, des ongles et des poils; 8 pièces.

2366. Morceau de derme avec l'implantation de la racine des poils.

Anatomie comparée.

2367. Dissection des nerfs et des vaisseaux qui se rendent au museau de la loutre.

2368. Dissection des nerfs et des vaisseaux qui se rendent au museau du renard.

Ces pièces ont principalement pour objet la démonstration du bulbe des poils implanté dans le museau, et à la base desquels l'on voit arriver distinctement les filets nerveux et les ramuscules artériels.

Anatomie pathologique.

Maladies de la peau et de ses dépendances.

Peau :
avec pétéchies,
boutons varioleux,
tumeurs mélanées,
atteinte d'éléphantiasis,
d'ichthyose.

Épiderme desquamé après la scarlatine.

Cheveux d'Albinos.

Plique polonaise.

Des boutons varioleux ont été disséqués avec soin, et l'on voit que l'ulcération se propage jusque dans le tissu cellulaire sous-cutané.

Les tumeurs mélanées appartiennent à celles que l'on appelle disséminées. Les portions de peau qui en sont garnies proviennent d'un malade qui a succombé à cette affection, et dont une grande partie de la surface du corps était recouverte de ces tubercules. (Observation de Lobstein, insérée dans le Répertoire d'anatomie et de chirurgie de Breschet.)

N.[os] d'ordre.

2369. Portion de peau du corps d'une personne qui, après s'être noyée, a été exposée pendant plusieurs années à l'intempérie des saisons.

2370. Portions de derme affectées de pétéchies.

2371. Peau de la main d'un enfant varioleux.

2372. Dissection de la peau d'un varioleux. (Avec description.)

2373. Derme et épiderme d'un enfant varioleux.

2374. Tumeurs mélanées de la peau. (Observ. par Lobstein.)

2375. Ichthyose nacrée. (Donnée par M. le prof. Lauth, père.)

2376. Production cornée de la peau d'une vieille femme.

2377. Portion d'épiderme d'un individu atteint d'éléphantiasis.

2378. Épiderme de la plante du pied, détachée par desquamation après la scarlatine.

2379. Mèches de cheveux d'un Albinos.

2380. Plique polonaise, en masse.

ORGANE DE L'ODORAT.

Anatomie physiologique.

Nez, fosses nasales.

N.ᵒˢ d'ordre.

2381 à 2386. Têtes entières avec différentes coupes servant à la démonstration de l'organe de l'odorat; 6 pièces.

2387. Fosses nasales et cloison du nez, avec·la membrane de Schneider, injectées; 12 pièces.

2388. Nerfs olfactif et naso-palatin, se distribuant des deux côtés de la cloison des fosses nasales.

2389. Sinus maxillaire, ouvert, pour voir sa communication avec le méat moyen des fosses nasales.

Anatomie comparée.

2390. Fosses nasales de bœuf; 2 pièces.
2391. —　　— de cheval; 2 pièces.
2392. —　　— de cerf; 2 pièces.
2393. —　　— de chevreuil.

Anatomie pathologique.

Maladies du nez et des fosses nasales.

Polypes.
Fongus.

Les excroissances de la membrane muqueuse des cavités et arrière-cavités nasales, connues sous le nom de polypes, se présentent sous diverses formes et consistances. Le fongus du sinus maxillaire en est un des derniers termes.

2394 à 2398. Polypes des fosses nasales; 5 exemplaires.

2399. Polype fibreux, attaché, dans une grande partie de sa longueur, à la face postérieure du voile du palais. (Don de M. le docteur Aronssohn.)

2400. Polype fibreux des fosses nasales.

2401. Polype du sinus maxillaire; 2 exemplaires.

2402. Fongus de la face par le sinus maxillaire.

2403. Tumeur osséo-fibreuse provenant d'un fongus développé dans le sinus maxillaire. (Don de M. le prof. Cailliot.)

ORGANE DU GOUT.

Anatomie physiologique.

Cavité buccale, langue.

2404. Langue non injectée, séchée.

2405. Langues injectées et séchées; 2 exemplaires.

2406. Langues injectées, conservées dans l'esprit de vin ; 8 exempl.

2407. Langue et glande thyroïde, très-bien injectées.

2408. — d'adulte et de fœtus, dont l'épiderme est enlevé; 2 exemplaires.

2409. — avec tous les nerfs, suivis jusque dans les derniers ramuscules.

2410. — d'adulte richement injectée.

Anatomie comparée.

2411. Préparation des nerfs et artères qui se distribuent à l'appareil gustatif et olfactif de la mâchoire supérieure d'un veau.

2412. Portion de mâchoire inférieure de veau, avec les ramifications de l'artère dentaire sur la membrane enveloppant le germe des dents.

2413. Langue du mandril.

2414.   —   du singe callitriche.

2415.   —   du sajou cornu.

2416.   —   de la fouine.

2417.   —   du renard.

2418.   —   de la loutre.

2419.   —   du putois.

2420.   —   du hérisson.

2421.   —   du loup.

2422.   —   du cygne sauvage.

2423.   —   du héron.

Anatomie pathologique.

Maladies de l'appareil buccal, de la langue, etc.

L'induration squirreuse de la langue, ainsi que de la muqueuse et du tissu cellulaire sous-muqueux qui revêtent l'arrière-bouche et les cartilages du larynx, a été rencontrée sur un garçon sourd-muet.

N.^{os} d'ordre.

2424. Polype de l'arrière-bouche. (Don de M. le Dr ARONSSOHN.)

2425. Polype de l'arrière-bouche d'un individu qui en portait aussi dans les fosses nasales.

2426. Induration squirreuse de la base de la langue, de l'épiglotte et des cartilages aryténoïdes d'un sourd-muet.

ORGANE DE LA VUE.

Anatomie physiologique.

Globe de l'œil, les membranes et les humeurs.

Les différentes membranes et humeurs de l'œil, séparées les unes des autres et conservées dans de l'esprit de vin, se prêtent à tout instant à la démonstration.

Le canal de Fontana, placé entre la cornée et la sclérotique, est rendu apparent par le mercure qu'on y a fait pénétrer.

Les injections des nerfs, d'après les expériences d'Osiander et de Bogros, n'ont point conduit aux mêmes résultats qu'avaient obtenus ces anatomistes. Le nerf optique, celui de ces organes qui se prête le plus à cette opération, s'est laissé pénétrer de mercure; mais le métal a-t-il rempli les prétendus tubes dont se compose ce cordon nerveux? Je n'oserais l'affirmer.

N.^{os} d'ordre.

2427. Muscles du globe de l'œil; 3 pièces.

2428. Globe de l'œil, injecté.

2429. Les différentes membranes de l'œil, injectées et non injectées, conservées dans de l'esprit de vin; 21 pièces.

2430. Canal de Fontana, injecté de mercure; 2 pièces.

2431. Choroïde, iris, procès ciliaire et rétine de fœtus, très-bien injectés.

2432. Ramification de l'artère ophthalmique.

2433. Iris parfaitement injecté.

2434. Artère centrale de la rétine, supérieurement injectée; 2 pièces.

2435. Deux membranes pupillaires injectées : l'une séparée avec l'iris, l'autre en place devant le cristallin; 2 pièces.

2436. Vaisseaux artériels du segment postérieur de la capsule cristalloïde.

2437. Nerfs optiques injectés de mercure; 3 pièces.

Anatomie comparée.

Anatomie pathologique.

Maladies de l'œil et de ses annexes.

Atrophie du nerf optique.
Globe de l'œil ossifié; cataracte calcaire,
      —   —   carcinomateux,
      —   —   mélanotique.

Parmi les affections du globe de l'œil, son atrophie et sa pétrification méritent d'être citées comme un fait peu commun, et ce qui
est assez rare, la conversion presque totale de la choroïde (peut-être
de la membrane de Jacob) en une capsule osseuse, avec une altération semblable de l'iris, et une autre du cristallin. Dans presque

tous les cas de changement organique du globe oculaire, on trouve le nerf optique atrophié.

Le cancer, le fongus et la mélanose, opèrent complétement la désorganisation et la destruction du bulbe de l'œil.

N.^{os} d'ordre.

2451. Renversement de la paupière supérieure.

2452. Atrophie de l'œil et du nerf optique du côté droit.

2453. Nerf optique du côté droit, atrophié.

2454. Atrophie d'un des nerfs optiques d'un borgne.

2455. Atrophie du nerf optique d'un suicidé.

2456. Pétrification du globe de l'œil; atrophie des nerfs optiques.

2457. Pétrification des deux yeux; atrophie des nerfs optiques.

2458. Stéatome remplissant toute la cavité orbitaire; atrophie des nerfs optiques.

2459. Ossification de la choroïde et du cristallin.

2460. Cataracte calcaire.

2461. Yeux d'aveugle : 1.° opacité de la cornée; 2.° leucome; 3.° cataracte.

2462. Œil carcinomateux.

2463. Œil atteint de mélanose.

2464. Yeux artificiels représentant les maladies de l'organe de la vue.

ORGANE DE L'OUIE.

Anatomie physiologique.

Oreille externe, cavité du tympan, labyrinthe.

N.^{os} d'ordre.

2465 à 2534. Pièces sèches servant à la démonstration de l'oreille externe, du conduit auditif, de la cavité tympanique et du labyrinthe; 70 pièces.

2535. Osselets de l'ouïe moulés en plâtre, de grandes dimensions; 4 pièces.

2536. Épiderme du conduit auditif d'un fœtus, formant cul-de-sac à son extrémité tympanique.

2537 à 2550. Caisse renfermant une collection entière de pièces bien montées, servant à la démonstration de toutes les parties qui composent l'organe de l'ouïe, par MAY, prosecteur de l'ancienne université de Strasbourg.

(*Nota.* Ces préparations, au nombre de seize, avaient été présentées à l'Académie royale des sciences de Paris, qui, dans la partie historique de ses Mémoires pour l'année 1734, page 45, en a fait une mention très-honorable.)

2551. Deux labyrinthes d'adultes, artistement préparés pour faire voir la disposition de l'aqueduc du vestibule et de celui du limaçon. (Pièces présentées au concours pour le prix d'anatomie pratique en 1832, par L. SCHILLING, de Brumath.)

(*Nota.* Les préparations en cire concernant l'organe de l'audition, se trouvent énumérées avec les autres pièces de ce genre à la fin du Catalogue).

Anatomie comparée.

Pièces relatives à la caisse du tympan, à l'anneau auriculaire et aux osselets de l'ouïe.

N.ᵒˢ d'ordre.

2552. De l'hérisson; 9 pièces.

2553. De la marte; 3 *id.*

2554. Du chien; 2 *id.*

2555. Du chat; 4 *id.*

2556. Du renard; 3 *id.*

2557. Du lièvre; 4 *id.*

Anatomie pathologique.

Corps étranger dans le conduit auditif.

2558. Morceau de cure-oreille qui était resté pendant vingt-sept ans engagé dans le conduit auditif externe. J'ignore s'il avait déterminé la surdité.

APPAREIL GÉNITAL DE L'HOMME.

Anatomie physiologique.

Testicule, épididyme, canal déférent, vésicules séminales, pénis.

La structure intime du testicule, dévoilée par les travaux d'Astley Cooper et d'Alexandre Lauth, constitue un des sujets des plus intéressants d'anatomie fine.

Les injections faites sur un très-grand nombre de testicules ont fournis à Lauth l'occasion de pousser ses recherches plus loin que ses prédécesseurs. Le mercure, introduit dans le conduit déférent, est allé remplir dans quelques préparations jusqu'à la moitié des canaux séminifères, et a rendu de cette manière très-apparent tout le trajet qu'il a parcouru avant d'arriver aux dernières terminaisons de ces conduits. Aussi, lobules du testicule, réseau, vaisseaux déférents, épididyme, etc., peuvent être aperçus et étudiés sur une série de quarante-cinq pièces, toutes plus instructives les unes que les autres, et qui témoignent de l'habileté et de la patience de l'anatomiste que je viens de citer.

Les corps caverneux et le canal de l'urètre, injectés et soufflés, démontrent leur structure réticulo-vasculaire.

On voit sur l'une des pièces les vaisseaux sanguins, à l'état de division extrême, se distribuer dans la substance propre du testicule, en suivant les prolongements membraneux de la tunique albuginée.

N.^{os} d'ordre.

2559 et 2560. Vaisseaux sanguins du testicule; 2 pièces.

2561 à 2571. Épididyme et canaux déférents, injectés de mercure; 11 pièces.

2572. Vésicules séminales, verge et vessie urinaire, injectées.

2573. Vésicules séminales et vessie urinaire.

2574. Vésicules séminales séparées, disséquées, analysées.

2575. Canaux séminifères du testicule, rendus libres et apparents par la macération.

2576 à 2621. Collection complète de testicules injectés de mercure, servant à la démonstration des vaisseaux séminifères, du *rete testis*, des vaisseaux efférents, de l'épididyme et du canal déférent ; 46 pièces. (Par AL. LAUTH.)

2622 et 2623. Verges injectées ; 2 pièces.

2624 à 2626. Verges soufflées et séchées ; 3 pièces.

2627. Membrane dartos injectée.

2628. Corps caverneux injectés et fendus.

2629. — — de fœtus injectés.

2630. — — séchés, coupés par tranches.

2631. Canal de l'urètre injecté.

2632. Glandes muqueuses de l'urètre avec leurs conduits excréteurs.

Anomalies, arrêt de développement, vice de première conformation.

2633. Parties génitales d'un individu dont le testicule gauche était resté dans le bas-ventre.

2634 et 2635. Verges d'hypospadias de jeunes sujets ; 2 exempl.

2636. Hypospadias d'adultes ; 2 exemplaires.

2637 à 2642. Verges affectées de différents vices de conformation ; phimosis, paraphimosis, double orifice de l'urètre, double frein du prépuce ; 6 pièces.

Anatomie comparée.

2643. Organes génito-urinaires du singe capucin mâle.
2644.   —   —   du mandril.
2645.   —   —   du callitriche.
2646.   —   —   du patos à courte queue (*simia rhesus*).
2647.   —   —   du renard.
2648.   —   —   du hérisson.
2649.   —   —   du putois.
2650.   —   —   de la loutre.
2651.   —   —   du héron.
2652.   —   —   de la mâchette.
2653.   —   —   de l'alose.

Anatomie pathologique.

Maladies du pénis, du testicule et de ses enveloppes.

Pénis :
    hypertrophié ;
    avec imperforation du prépuce,
        cancer,
        encéphaloïde,
        tuméfaction des glandes de Cooper.

Testicule :
    hypertrophié ;
    avec hydrocèle de la tunique vaginale,
        des points d'ossification dans la tunique vaginale ;
    dégénéré en kyste,
    squirreux, cancéreux : sarcocèle.

Épididyme converti en kyste; épididymiciste (L.).
—   renfermant de la substance grasse et des concrétions.

L'altération de l'épididyme, maladie non encore décrite, et qui consiste dans un changement en kyste de cet organe, a été observée par Lobstein, qui lui a donné le nom d'épididymiciste. Les parois de cet appendice du testicule sont devenues coriaces, presque cartilagineuses, tandis que la pulpe du testicule est restée intacte. Un dessin bien exécuté représente les détails anatomiques qui se rattachent à cette maladie.

Maladies des organes génitaux de l'homme.

Pénis, testicule et ses enveloppes.

N.ᵒˢ d'ordre.

2654 à 2656. Hypertrophie du pénis; 3 pièces.

2657. Verge cicatrisée après l'amputation.

2658. Pénis d'un garçon de sept ans, avec phimosis naturel et imperforation du prépuce; ouverture fistuleuse de ce repli cutané : opéré et guéri par la circoncision. (Clinique, 1831. — Observation.)

2659. Gland de la verge, déformé par la syphilis.

2660. Cancer au gland de la verge.

2661. Gland du pénis, avec dégénérescence cancéreuse, d'un homme de quatre-vingts ans, amputé à la Clinique en 1829. (Observation.)

2662. Tumeur encéphaloïde du pénis. (Observ. Voyez Diss. de M. Eug. Cailliot, sur l'encéphaloïdes.)

2663. Tuméfaction des glandes de Cooper.

Testicule.

2664. Hypertrophie du testicule.

2665. Tunique vaginale propre du cordon spermatique, soufflée en partie.

N.ᵒˢ d'ordre.

2666 et 2667. Hydrocèle de la tunique vaginale.

2668. Hydrocèle de la tunique vaginale des deux testicules.

2669. — de la tunique vaginale des deux côtés, dont l'une opérée et guérie.

2670. — double.

2671. — double; scrotum soufflé.

2672. Points d'ossification dans la tunique vaginale du testicule.

2673. Testicule dégénéré en kyste.

2674 et 2675. Sarcocèle; 2 exemplaires.

2676. Testicule cancéreux par cause syphilitique.

2677. Testicule carcinomateux.

2678 et 2679. Épididyme converti en kyste (épididymiciste, L.).

2680. Substance grasse renfermée dans un épididymiciste.

2681. Concrétions trouvées dans l'intérieur d'un épididymiciste.

2682. Épididyme converti en un sac cartilagineux, avec des points d'ossification.

2683. Commencement d'ossification des canaux déférents; calculs logés dans les veines du plexus vésical et prostatique. (Observation et description.)

APPAREIL GÉNITAL DE LA FEMME.

PRODUITS DE LA CONCEPTION.

Anatomie physiologique.

Organes génitaux externes, internes; matrice à l'état de gestation; œuf; placenta; embryon; fœtus; glande mammaire.

Des matrices de vierges, celles en état de gestation et après l'accouchement, permettent d'étudier les changements que subit cet organe dans ces divers états.

La membrane caduque, développée à la surface interne de l'utérus, même quand l'embryon séjourne ailleurs, dénote la part que prend ce viscère aux effets de la fécondation.

Une série d'embryons et de fœtus, depuis l'âge de six semaines à peu près jusqu'à celui de neuf mois révolus, des placentas simples et multiples, la membrane chorion, entourée de toute part de villosités, la vésicule ombilicale dans ses divers états, démontrent tout ce qui se rattache à l'évolution du germe, depuis le moment de son apparition jusqu'à son entière maturité.

Les belles préparations de M. BACH, concernant la structure de la glande mammaire, et surtout la disposition des conduits galactophores, complètent l'histoire de ces organes servant à la nutrition du fœtus séparé de sa mère.

N.⁰ˢ d'ordre.

2684 à 2696. Parties génitales externes et internes de vierges; 13 pièces.

2697. Matrice et vagin séchés.

2698. — de vierge.

2699. — avec ses vaisseaux injectés.

2700. — avec le placenta, injectés et séchés.

N.^{os} d'ordre.

2701 à 2705. Matrices renfermant des fœtus de quatre, six, sept et huit mois; 5 pièces.

2706. Parties génitales d'accouchées, injectées.

2707. Ovaires injectés.

2708. Ovaires avec les corps jaunes.

2709 et 2710. Portions de membrane caduque; 2 pièces.

2711 à 2717. Œufs entiers de différentes époques de la gestation; 7 pièces.

2718. Œuf humain entier.

2719. —   —   de deux mois et demi.

2720. —   —   de cinq semaines.

2721. Embryon de trois mois et demi.

2722. —   de quatre mois et demi, avec son placenta.

2723. —   de cinq mois et demi, avec son placenta.

2724. Fœtus avec son placenta.

2725. Matrice renfermant un fœtus de six mois; dissection des diverses enveloppes du fœtus; préparation d'une partie du plexus nerveux utérin; injection des vaisseaux lymphatiques des ovaires et du cordon spermatique.

2726. Embryon desséché.

2727 à 2730. Embryon avec la vésicule ombilicale; 4 pièces.

2731 à 2782. Suite de cinquante-deux embryons et fœtus des deux sexes, depuis l'âge de six semaines jusqu'à parfaite maturité.

2783 à 2787. Embryons et fœtus ouverts, pour voir la disposition de leurs organes; 5 pièces.

2788. Jumeaux de trois mois avec leurs enveloppes.

2789 à 2795. Placenta simple injecté; 7 pièces.

2796 à 2799. Placenta de jumeau, injecté; 4 pièces.

2800. Placenta de quadrijumeaux, injecté.

2801 et 2802. Portions de placenta richement injectées; 2 pièces.

2803. Foie et intestin d'un embryon.

N.^{os} d'ordre.

2804. Cerveau et moelle de l'épine d'un embryon de trois mois.

2805. Préparation de la moelle épinière sur un embryon de trois mois.

Glande mammaire.

2806. Mamelles : conduits galactophores injectés.

2807. Vaisseaux galactophores injectés de matière diversement colorée, pour démontrer que ces vaisseaux ne communiquent point entre eux. (Pièce présentée par M. le docteur BACH au concours pour la place de chef des travaux anatomiques.)

2808. Vaisseaux galactophores injectés sur une personne âgée. (Par le même.)

2809. Vésicules lactipares. (Par le même.)

2810. Lobe de la glande mammaire faisant voir l'intérieur des canaux galactophores, conservé dans l'esprit de térébenthine. (Par le même.)

2811. Vaisseaux lymphatiques de la peau du mamelon. (Par le même.)

Anomalies de forme et de développement des organes génitaux de la femme; conceptions extra-utérines.

Les organes génitaux, arrêtés dans leur développement chez une jeune fille de quinze ans, présentent la particularité de l'allongement et de l'aplatissement du col de la matrice, de sorte que tout l'organe ressemble à une membrane épaisse ; le bassin lui-même se rapproche, quant à sa conformation générale, de celui de l'homme.

Les matrices biloculaires et bicornes à différents degrés, établissent une espèce de passage aux matrices des mammifères. Se prolongeant à leurs angles supérieurs en forme de cornes, le volume du corps de ces matrices se trouve diminué de beaucoup.

Une pièce intéressante est celle où la vulve, le vagin et la matrice, sont séparés en deux moitiés parfaitement distinctes, par une cloison intermédiaire (voyez EISENMANN, *Tabulæ anat. IV uteri duplicis ; Argentorati, 1752*). A cette condition la superfétation n'est plus un phénomène extraordinaire.

Il est bien rare qu'une conception extra-utérine aille jusqu'au terme d'une grossesse ordinaire. L'exemple que nous possédons en atteste cependant la possibilité. Le fœtus bien conformé n'a pu être conservé. Le placenta, fixé contre la région lombaire, est très-volumineux, et la matrice, de figure ovalaire, a une longueur de onze pouces sur une largeur de cinq dans son plus grand diamètre. On a trouvé dans son intérieur des débris de la membrane caduque.

N.ᵒˢ d'ordre.

2812. Parties génitales d'une femme, arrêtées dans leur développement.

2813. Parties génitales non développées d'une fille de quinze ans.

2814. Vulve, vagin et matrice, séparés en deux moitiés parfaitement égales, par une cloison longitudinale. (Voyez EISENMANN, *Tab. anat.*)

2815 à 2817. Matrices biloculaires; 3 pièces.

2818. Matrice bicorne; cloison incomplète dans le vagin.

2819. Matrice bicorne ouverte à sa paroi postérieure. (Voyez, pour la description des matrices biloculaires, le Mémoire d'AL. LAUTH, dans le Répertoire d'anatomie de BRESCHET, tome V, page 178, etc.; 1828.)

2820. Conception extra-utérine; embryon logé dans la trompe droite; présence de la membrane caduque dans la matrice.

2821. Conception extra-utérine; le fœtus, parvenu au terme de neuf mois, a été retiré après la mort; utérus développé comme dans l'état de gestation avancée. (Don de M. le docteur RISTELHUEBER.)

2822. Conception extra-utérine : la grossesse parvenue jusqu'au sixième mois à peu près. (Don de M. le doct.ʳ UEBERSAAL.)

N.^{os} d'ordre.

2823. Conception ovarique : embryon desséché.

2824. Fœtus à terme, en débris, rendu par l'anus. La femme
a survécu à cet accident. (Don de M. le docteur PAULI,
de Wissembourg.)

2825. Cordon ombilical se ramifiant dans les membranes de
l'œuf, avant de se rendre dans le placenta. (*Insertio
velamentosa.*)

Anomalies de forme et de développement du fœtus; monstres.

Les fœtus de la collection sont :

Difformes, par hypertrophie du tissu adipeux; par maladie de
la peau; par développement enrayé des membres; par torsion de la colonne vertébrale et des pieds; par déformation des doigts et des orteils; par division labiale et palatine simple et double; enfin, par exomphale.

Monstrueux par transposition des viscères.

Par défaut, savoir : par absence du crâne, du cerveau ou
de la tête (*acranie, anencéphalie, acéphalie*); par absence d'yeux ou d'un œil (*monopsie*); par absence des
narines, d'une partie du diaphragme; par interruption
du canal intestinal; par *spina bifida;* par absence des
organes génitaux et d'une partie de la vessie urinaire.

Par excès, savoir : fœtus à trompe, fœtus simples bicé-
phales, fœtus doubles monothoraciques, fœtus à mains
et à pieds sexdigitaires.

N.^{os} d'ordre.

2826. Fœtus femelle sans narines; un seul œil au milieu du
front (*cyclope*).

2827. — femelle ayant un seul œil à l'endroit de la racine
du nez, surmonté d'une sorte de trompe.

2828. Fœtus mâle sans yeux, ayant une sorte de trompe vers la racine du nez; les téguments du crâne forment une poche très-vaste.

2829. — monstre sans yeux, sans nez; anencéphale, n'ayant qu'un pavillon de l'oreille, et manquant de radius aux deux bras; torsion congéniale des deux mains en dedans.

2830. — mâle acrânien avec hernie ombilicale; placenta dégénéré en une substance adipo-squirreuse.

2831. — mâle sans crâne, sans cerveau et sans cou; palais largement fendu.

2832. — acrânien à double bec-de-lièvre; fente du palais; nerfs grands sympathiques mis à découvert.

2833. — femelle acrânien et sans cerveau; double bec-de-lièvre; transposition des viscères.

2834. — acrânien de six mois et demi.

2835. — mâle sans crâne et sans cerveau, ayant la bouche séparée par une cloison en deux cavités, dans chacune desquelles il y a une langue.

2836. — femelle ayant le crâne écrasé, et une poche attachée à la nuque.

2837. — femelle sans crâne et sans cerveau; déviation de la colonne vertébrale; double bec-de-lièvre et hernie ombilicale.

2838. — femelle sans crâne et sans cerveau, avec une interruption du canal alimentaire.

2839. — femelle sans crâne.

2840. — ayant une grande poche attachée à l'occiput; dure-mère incrustée de matière calcaire.

2841 à 2843. Squelette de fœtus acrânien; 3 pièces.

2844. Fœtus mâle avec hernie ombilicale.

2845. — ayant une déformation du foie.

2846. Fœtus femelle avec hernie ombilicale et double bec-de-lièvre.

2847. — femelle avec hernie ombilicale.

2848. — femelle avec hernie ombilicale. (Ce fœtus a vécu quatre jours.)

2849. — mâle de huit mois, ayant une hernie ombilicale.

2850 et 2851. Torsion congénitale des pieds d'un enfant nouveau-né; 2 pièces.

2 852. Fœtus à pieds bots.

2853. — affecté de pieds bots.

2854. — de cinq mois, avec un bec-de-lièvre.

2855. Tête de fœtus affectée d'un double bec-de-lièvre.

2856. Tête d'un enfant à double bec-de-lièvre.

2857. Embryon affecté de bec-de-lièvre.

2858. Bec-de-lièvre avec fente du palais double : l'une complète, l'autre incomplète.

2859. Fœtus sans organes génitaux et à vessie urinaire incomplète; les orifices des uretères s'ouvrent à l'extérieur en perforant la paroi postérieure de la vessie (*extroversion* de la vessie).

2860. Fœtus très-difforme par rapport à l'état de sa peau, semblable à celle d'un crapaud.

2861. — femelle ayant les membres extrêmement raccourcis.

2862. — à terme, auquel il manque la portion gauche du diaphragme.

2863. — femelle à deux têtes et deux cous.

2864. — mâle : membres raccourcis, déformation des doigts et des orteils, hydrocèle congénial.

2865. Embryon de quatre mois, dont les extrémités inférieures sont réunies et confondues (*sirène*).

2866 et 2867. Deux fœtus à terme, entiers, réunis par la partie antérieure du thorax; 2 pièces.

N.os d'ordre.

2868. Fœtus jumeau, mort dans la matrice et desséché, né avec son frère vivant, bien constitué et à terme.

2869. Embryon imparfait, expulsé de la matrice avec un fœtus parvenu à maturité et né vivant. (Voyez la description. — Don de M. le docteur UEBERSAAL.)

2870. Placenta et fœtus expulsés de la matrice trois mois après la mort de ce dernier.

2871. Squelette de deux fœtus réunis par la partie antérieure de la poitrine et du bas-ventre, nés à terme et vivants; ils n'ont présenté d'autre difformité apparente qu'un bec-de-lièvre avec fente de la voûte palatine à la tête de l'un d'eux; le cordon ombilical, unique, pénétrait dans l'abdomen, à l'endroit de la fusion des deux bas-ventres.

2872. Cordon ombilical des mêmes fœtus, composé de deux artères et de deux veines; ces artères étaient la suite de l'aorte ventrale, et les deux veines pénétraient, à une distance de deux pouces l'une de l'autre, dans le foie.

2873. Deux cœurs fondus en un seul, appartenant au même fœtus, pourvus de deux veines caves inférieures et supérieures, deux artères aortes et pulmonaires; le canal artériel d'un côté est très-petit.

2874. Canal digestif: deux estomacs, deux duodénums, qui se réunissent en un seul canal aboutissant à une dilatation d'où partent deux intestins grêles, suivis de deux gros intestins et aboutissant à deux anus.

Organes de fœtus monstrueux.

2875. Tête d'un fœtus acrânien; le sommet du cuir chevelu garni d'une poche à parois très-minces, renfermant de la substance pulpeuse remplaçant le cerveau.

2876. Moitié inférieure du tronc du même fœtus; difformité des organes génitaux; scrotum et testicules très-développés; pénis imperforé.

2877. Tête d'un fœtus anencéphale. (Voyez description. — Don de M. le docteur STŒSS.)

2878. Masse encéphalique, représentant le cerveau avec l'origine des nerfs (du même fœtus).

2879. Masse encéphalique, avec l'origine des nerfs du fœtus monstre sans yeux, sans nez, anencéphale, etc.

2880. Encéphale d'un fœtus cyclope.

2881. Cerveau d'un acrânien, renfermé dans un sac que ce fœtus portait à l'occiput.

2882. Moelle épinière de ce même fœtus.

2883. Reins et capsules surrénales de ce même fœtus.

2884. Peau de la tête de cet acrânien, avec la poche à l'occiput.

2885. Main de fœtus à six doigts.

2886. Bras et cuisses d'un fœtus acrânien, extraordinairement gros.

2887. Larynx, poumon, cœur et thymus du même fœtus très-volumineux.

2888. Organes digestifs du même fœtus (sans changement de volume).

2889. Moelle épinière et tumeur fongueuse remplaçant le cerveau du même fœtus.

2890. Canal intestinal d'un fœtus monstrueux.

Anatomie comparée.

2891. Organes génito-urinaires de la femelle du sajou cornu.

2892. Utérus et ovaires avec les corps jaunes du singe magot.

2893. Organes génito-urinaires de la femelle du lapin.

2894. Matrice de vache.

2895. — de belette.

2896. — pleine de belette.

2897. — du phoque à ventre blanc.

2898. — et fœtus de lièvre.

2899. — embryon et fœtus de renard.

2900. — pleine de la souris.

2901. Cotylédon de la matrice d'une vache. (Par M. le docteur Fohmann, de Heidelberg.)

2902. Cotylédon de vache; 2 pièces.

2903. Cotylédon de brebis; 2 pièces.

2904. Portion d'une matrice de cheval, injectée. (Don de M. le docteur Fohmann.)

2905. Portions de placenta de vache, injectées. (Don du même.)

2906. Placenta entier de chèvre, injecté.

2907. Portion de chorion de cheval, injectée. (Don de M. le docteur Fohmann.)

2908. Matrice et ovaire de la tortue.

2909. Ovaires de lièvre avec les corps jaunes.

2910. — de crapaud.

2911. — de poules.

2912. — de la tortue.

2913. — du canard avec quelques vaisseaux lymphatiques.

2914. — de la couleuvre à collier.

2915. Œufs de la vipère.

2916. Œufs de dinde.

2917. Laites de l'alose, injectées.

2918. Embryon de cochon d'Inde.

2919. — de vache, du huitième jour de la conception; 2 pièces.

2920. — de brebis, du huitième jour de la conception.

2921. — de cheval, de six semaines.

2922. Fœtus de cheval, de trois mois.

2923. Fœtus de chat.
2924.   —   de chat avec son placenta.
2925.   —   de hérisson.
2926.   —   de lièvre.

Anomalies de développement, vice de première conformation, monstruosités chez quelques animaux.

Les animaux domestiques, bien plus que ceux qui vivent à l'état de liberté, sont sujets à ces aberrations de l'ordre naturel.

2927. Fœtus femelle de chien à deux corps et une seule tête.
2928. Tête de chien monstrueuse.
2929. Fœtus de chat sans nez, ayant un œil au bas du front;
         3 pièces.
2930. Tête de chat sans nez, ayant un œil au bas du front,
         surmonté d'une trompe.
2931. Chat à deux troncs et une seule tête.
2932. Chat à deux faces.
2933. Chat à deux ventres et à quatre extrémités postérieures.
2934. Fœtus de chat à une tête, deux corps et huit extrémités.
2935.   —   de chat à huit pattes et un bec-de-lièvre.
2936.   —   de porc à une tête et deux corps.
2937.   —   de porc monstrueux; trompe allongée, surmon-
         tant le museau.
2938.   —   de porc ayant les yeux surmontés d'une trompe.
2939. Squelette de deux veaux unis par le thorax.
2940. Tête de veau monstrueuse.
2941.   —   de veau monstrueuse, à deux mâchoires inférieures.
2942.   —   de veau double.
2943.   —   de veau à deux faces.
2944. Squelette de veau monstrueux.
2945. Côtes soudées d'un veau monstrueux.
2946. Pied de veau doublement fourchu.
2947. Cœur unique de deux veaux réunis par le sternum.

2948. Pied d'un mouton changé en solipède et ayant deux orteils accessoires.

2949. Squelette de poule à trois pieds.

2950. Poussin à deux têtes.

2951. Poussin à quatre pattes.

2952 et 2953. Poulet à trois pieds; 2 pièces.

2954 à 2956. Poulet à quatre pieds; 3 pièces.

2957 et 2958. Poussin à une tête et deux corps; 2 pièces.

2959. Poussin ayant quatre pieds.

2960 et 2961. Fœtus de pigeon à deux têtes; 2 pièces.

2962. Fœtus de pigeon monstrueux.

2963. Canard à trois pattes.

2964. Poisson à tête d'oiseau; meunier, *cyprinus dobula*. (Don
de M. le docteur Reisseissen.)

Anatomie pathologique.

Maladies des organes génitaux de la femme.

Vulve :

Aspect d'éléphantiasis de la vulve,

Tumeur en forme de choux-fleurs de la grande lèvre,

Ulcère cancéreux des grandes lèvres,

Prolongement considérable des petites lèvres.

Clitoris :

atteint d'excroissance fongueuse très-considérable.

Vagin :

oblitéré,

garni de fausses membranes,

ulcéré chez une jeune fille.

perforé vers le rectum,

perforé vers la cavité abdominale,

cancéreux,

avec végétations cérébriformes,

avec kyste rempli de vers vésiculaires,

avec excroissance polypeuse.

Matrice :

à col imperforé,

avec allongement de ses lèvres et du col tout entier,

à orifice externe oblitéré,

avec prolapsus incomplet et complet,

avec corps fibreux implanté dans son tissu,

— — — logé dans sa cavité,

avec tumeurs osseuses, stéatomateuses,

garnie de polypes fibreux, fongueux,

squirreuse,

cancéreuse,

avec dégénérescence cérébriforme.

Ovaires :

abcédés,

dégénérés en kystes hydatoïdes et autres,

hydropiques,

renfermant des concrétions pilo-graisseuses,

squirreux.

Trompe de Fallope :

hydropique.

Œuf :

Môle vésiculeuse,

— charnue.

Épaississement de toutes les membranes de l'œuf.

Placenta hydatoïde.

— adhérent à la matrice.

Embryon coloré en jaune (*kirronose,* LOBST.).

Mamelles :

squirreuses et

cancéreuses.

Les altérations organiques des parties génitales de la femme, remarquables par leur nombre et leurs variétés, peuvent être étudiées sur une série de pièces, tant sèches que conservées dans de l'esprit de vin. Elles enseignent que l'excroissance du clitoris peut quelquefois prendre un volume extraordinaire ; que l'hypertrophie du col de la matrice se rencontre assez fréquemment ; que des corps fibreux, cartilagineux et osseux se développent dans les parois de l'utérus ; que des masses polypeuses énormes en distendent parfois la cavité, en même temps qu'elles en amincissent ou épaississent la substance.

La force plastique dans le système utérin est prouvée par le développement excessif que peut prendre l'ovaire ; par sa dégénérescence en tissu de plus d'un genre ; par le dépôt de substances osseuse, dentaire, calcaire et pilo-graisseuse dans des kystes accidentellement formés.

Une des pièces préparées atteste que le cancer accompagné de végétations cérébriformes peut attaquer des filles dès l'âge de huit ans. De nombreuses préparations font voir sur la femme adulte les ravages du squirre et du cancer des organes génitaux et des parties qui les environnent.

Une série de glandes mammaires, à différents degrés d'altération squirreuse et cancéreuse, enlevées sur le vivant, par l'opération, affirment par les histoires de la maladie, la malheureuse tendance aux rechutes et les désordres secondaires qu'entraîne presque toujours l'ablation.

Maladies des parties génitales externes.

N.^{os} d'ordre.

2965. Prolongement considérable de la petite lèvre droite; chute de la matrice et du rectum.

2966. Dégénérescence des organes génitaux externes, par suite de syphilis; aspect d'éléphantiasis.

N.ᵒˢ d'ordre.

2967. Tumeur en forme de choux-fleurs, située à la grande lèvre. (Don de M. le docteur Ristelhueber.)

2968. Tumeur charnue à surface lisse, et à pédicule, excisée de la grande lèvre d'une femme de quarante ans. (Par M. le docteur Sultzer, de Barr.)

2969. Ulcère cancéreux à la grande lèvre.

2970. Excroissance du clitoris.

2971. Excroissance fongueuse du clitoris.

2972. Excroissance en forme de choux-fleurs du clitoris.

Maladies du vagin.

2973. Vagin oblitéré.

2974. Fausses membranes vaginales.

2975. Ulcère fongueux dans le vagin d'une jeune fille.

2976. Communication du vagin avec le rectum, par l'effet d'un large ulcère.

2977. Ulcère carcinomateux du vagin pénétrant dans le rectum.

2978. Vagin perforé près du col de l'utérus.

2979. Vagin perforé près du museau de tanche : communication entre ce canal et la cavité de l'abdomen.

2980. Vagin perforé par l'effet du cancer.

2981. Ulcère carcinomateux du vagin.

2982. Ulcère cancéreux et végétations cérébriformes dans la paroi postérieure du vagin d'une fille de neuf ans.

2983. Grand abcès, situé entre le vagin et le rectum.

2984. Kyste placé entre le vagin et le rectum, rempli de 125 acéphalocystes.

2985. Polype du vagin.

Maladies de la matrice.

2986. Col de la matrice imperforé.

2987. Allongement des lèvres du col de l'utérus.

N.^{os} d'ordre.

2988. Lèvre postérieure du col de la matrice, très-tuméfiée.

2989. Col de la matrice très-allongé, hypertrophié.

2990. Col de la matrice presque effacé ; orifice interne oblitéré par suite d'hystérotomie vaginale.

2991. Matrices à orifices externes oblitérés ; 2 pièces.

2992. Col de la matrice déjeté à gauche ; tumeur à l'ovaire.

2993. Descente incomplète de la matrice.

2994. Descente de la matrice.

2995. Chute de la matrice.

2996 et 2997. Descente de la matrice avec renversement du vagin ; 2 pièces.

2998. Corps fibreux d'un volume extraordinaire, développé dans l'intérieur de la matrice, avec épaississement considérable de cet organe.

2999. Tumeur fibreuse de la matrice ; cholestérine déposée dans l'ovaire.

3000. Tumeur osséo-fibreuse de la matrice.

3001. Tumeurs fibreuses et stéatomateuses, développées dans le tissu de la matrice.

3002. Stéatome adhérent à l'utérus d'une vierge.

3003. Tubercule développé dans les parois du col de la matrice.

3004. Masse celluleuse développée dans la paroi postérieure de la matrice.

3005. Tubercule celluleux, développé dans la paroi antérieure de l'utérus d'une vierge.

3006. Kyste développé dans la paroi postérieure de l'utérus.

3007 et 3008. Tumeurs ostéo-stéatomateuses de la matrice ; 2 pièces.

3009. Masse stéatomateuse et osseuse, développée dans les parois de la matrice.

3010. Stéatome à la matrice.

3011. Corps fibreux adhérents à la matrice.

3012. Tumeurs osséo-fibreuses adhérentes à la matrice; imperforation de l'orifice de cet organe (d'une vierge).

3013. Tubercule adhérant à la matrice; ovaire gauche renfermant de la graisse entremêlée de poils.

3014. Tumeurs osseuses fixées à l'utérus.

3015. Tumeur entièrement osseuse, adhérente à la matrice.

3016. Tumeurs osseuses très-considérables, implantées sur et dans les parois de la matrice.

3017. Tumeur osseuse dans le fond de la matrice.

3018. Matrice renfermant un kyste très-considérable.

3019. Corps ostéo-fibreux tiré des parois de la matrice.

3020. Polype du col de la matrice.

3021. Polypes dans l'intérieur de la matrice.

3022. Polype fongueux de la matrice, extirpé.

3023. — charnu de la matrice. (Opéré par M. FLAMANT.)

3024. — fongueux de la matrice.

3025. — mucoso-fibreux de la matrice, enlevé par ligature. (Observation et description.)

3026. — utérin. (Don de M. CAILLIOT.)

3027. Matrice dilatée par l'effet d'un polype qui avait pris racine à sa paroi postérieure.

3028. Polype qui avait été renfermé dans cette matrice.

3029. — de l'utérus.

3030. — contenu dans la matrice.

3031. — de la matrice, extirpé.

3032. — dans la cavité de la matrice.

3033. Induration de la matrice; dégénérescence d'une des trompes.

3034. Face interne de la matrice, tuméfiée et rugueuse.

3035. Induration des parois de la matrice.

3036. Intumescence fongueuse au fond de la matrice.

3037 et 3038. Matrices squirreuses; 2 pièces.

3039. Squirre de la matrice.

Maladies de l'ovaire.

N.^{os} d'ordre.

3061. Commencement d'hydropisie de l'ovaire droit.

3062. Hydropisie de l'ovaire.

3063. Hydropisie de l'ovaire; fongus de la vessie.

3064. Ovaires hydropiques; 2 pièces.

3065. Ovaire transformé en tissu hydatoïde.

3066 et 3067. Ovaire dégénéré en un nombre infini de kystes; 2 pièces.

3068. Hydropisie de l'ovaire.

3069. —   —

3070. —   —   avec des kystes.

3071. —   —   avec épaississement des parois.

3072. —   —   et renversement du vagin.

3073. Ovaires hydropiques; 4 pièces.

3074. Ovaires extraordinairement distendus par l'effet de l'hydropisie.

3075. Deux ovaires de la même femme : l'un avec dégénérescence hydatoïde; l'autre rempli de matière tuberculeuse.

3076. Ovaire rempli de graisse entremêlée de poils.

3077. Concrétion pilo-graisseuse dans l'ovaire.

3078. Concrétion pilo-graisseuse trouvée dans un ovaire; 3 pièces.

3079. Ovaire squirreux.

3080. Hydropisie des trompes de Fallope; 3 pièces.

3081. Hydatide développée dans la trompe.

3082. Dilatation extraordinaire d'une des trompes de Fallope; difformité de la matrice; tumeur fibreuse adhérente à cet organe.

Maladies de l'œuf.

3083. Œuf dégénéré en une môle vésiculeuse.

3084. Placenta dégénéré en môle charnue.

3085. Épaississement de la membrane caduque de la matrice,
     ainsi que du chorion et de l'amnios.
3086. Œuf au deuxième mois de la grossesse; placenta dégé-
     néré en une masse charnue; cordon ombilical étranglé
     dans son milieu.
3087. Embryon de huit semaines; son placenta changé en môle
     charnue.
3088. Placenta hydatoïde (fausse grossesse. — Obs.).
3089. Placentas dégénérés en hydatides; 2 pièces.
3090. Portion de placenta adhérant à la matrice.
3091. Chute congéniale du rectum d'un fœtus monstrueux
     (la tête de ce fœtus figure dans le n.º 278 dans
     les maladies des os, ainsi que l'histoire de l'accou-
     chement.)
3092. Fœtus ayant la poitrine teinte en jaune (*kirronose*, L.).
3093. Tunique du foie du même fœtus, teinte en jaune.

Maladie de la glande mammaire.

3094 à 3097. Cancer de la mamelle; 4 pièces.

ANATOMIE PATHOLOGIQUE GÉNÉRALE.

Productions et organisations nouvelles en rapport de continuité avec l'organisme, flottantes ou libres; inorganiques; organisées et vivantes.

Tumeurs graisseuses : lipomes.

Concrétions lamelleuses retirées de sacs anévrismaux.

Fausses membranes accidentelles.

Concrétions osseuses.

Concrétions goutteuses retirées de l'articulation du genou.

Kystes séreux.

Kystes osseux,

Tumeurs fibreuses.

Tumeurs fibro-gélatineuses.

Tumeurs fongueuses.

Squirres; cancers.

Encéphaloïdes.

Mélanoses.

Concrétions inorganiques :

Calculs gutturaux, salivaires, pulmonaires, intestinaux (*bézoards, hippolithes, ægagropiles*) biliaires, urinaires, prostatiques, veineux (*phlébolithes*), incrustation de corps étrangers (*pessaires,* etc.).

Produits organisés et vivants :

Entozoaires.

Les lipomes n'ont point de kyste : une lame de tissu cellulaire, extrêmement fine, leur sert d'enveloppe. Des tumeurs fibro-gélatineuses mobiles sous la peau, ayant leur siége dans la mamelle, ont été extirpées avec succès et sans rechute. Le squirre de la glande mammaire avec dégénérescence cancéreuse se présente dans toutes les phases de développement et sur un très-grand nombre de préparations.

Les variétés du cancer, la tumeur encéphaloïde et la mélanose, prouvent que presque tous les tissus peuvent en être le siége, et qu'elles forment un groupe de maladies constitutionnelles , dont les caractères anatomiques ont été surtout bien étudiés dans ces derniers temps.

Les vers intestinaux, libres dans le canal digestif, et dont l'existence est constatée journellement, sont : les deux espèces de ver solitaire, *tænia solium* et *tænia lata ;* les deux espèces d'ascarides, 1.° A. lumbricoïde, 2.° A. vermiculaire, et le trichure mâle femelle.

Les autres espèces de vers de la collection se rapportent plus particulièrement aux vers vésiculaires ou acéphalocystes (Laennec).

Quant aux concrétions inorganiques, telles que calculs, hippolithes, bézoards, etc., leur nom indique leur origine, et la classification est basée sur leur forme et leur composition.

Productions et organisations nouvelles en rapport de continuité avec l'organisme, flottantes ou libres.

N.os d'ordre.

3098. Fausses membranes de l'épaisseur d'une ligne, d'un aspect charnu, paraissant formées par du sang coagulé.

3099. Portions de fausses membranes rendues par les selles.

3100 à 3102. Tumeurs lipomateuses; 3 pièces.

3103. Tumeur graisseuse, située à la partie latérale gauche du cou (extirpée en 1829).

3104. Enveloppe cutanée d'un lipome, située sous le bras et adhérent au muscle grand pectoral. (Don de M. le docteur Bach.)

3105. Deux lipomes volumineux.

3106. Tumeur lipomateuse de la grande lèvre.

3107. Lipome renfermant une concrétion osseuse, enlevé de dessus le grand trochanter.

3108. Corps fibreux situé entre la mamelle et le muscle grand pectoral.

3109. Kyste séreux à pédicule adhérent à la marge de l'anus d'un jeune homme de vingt-quatre ans (excisé en avril 1832).

3110. Tumeur fibro-gélatineuse, extirpée de la mamelle d'une personne âgée de trente ans.

3111. Tumeur fibro-gélatineuse enkystée, placée dans l'épaisseur de la lèvre supérieure d'un homme de cinquante ans (extirpé en avril 1832).

3112 et 3113. Concrétions inorganiques lamelleuses; 2 pièces.

3114. Concrétion polypeuse tirée d'un anévrisme de l'aorte.

3115. Cartilages libres et flottants, tirés de l'articulation du poignet.

3116. Concrétion osseuse qui était adhérente à une côte.

3117. Kyste osseux, rencontré dans le tissu cellulaire du cordon spermatique.

3118. Concrétion osseuse : siége inconnu.

3119. Tumeur fongueuse, placée à la partie latérale droite du cou d'une femme de quarante-six ans, opérée à la Clinique, en novembre 1831. — Guérie. (Voyez l'observ. et le dessin de M. le docteur DE QUATREFAGES.)

3120. Tumeur fongueuse, placée dans l'épaisseur de la joue droite d'un homme de quarante-quatre ans, opéré à la Clinique, en mars 1832. (Observation.)

3121. Glande mammaire squirreuse (M. J.), opérée en septembre 1830 : guérie. Morte, dix-huit mois après l'opération, de marasme, avec friabilité des os et fracture du fémur. (Voyez l'observation.)

3122. Glande mammaire squirreuse (M. M.), opérée en 1829 : guérie. Morte deux mois après d'une tumeur analogue dans la région épigastrique.

3123. Glande mammaire squirreuse, opérée à la Clinique en 1832.

3124. Squirre de la mamelle (M. V.), opéré en avril 1830 ; cicatrice achevée en juillet. (La maladie a repullulé. Morte en février 1832. Voyez l'observation.)

3125. Squirre de la mamelle, opéré à la Clinique en juillet 1830 ; guérison achevée en septembre. La malade vit encore aujourd'hui (juin 1837).

3126. Cancer du nez ; amputation faite à la Clinique en mai 1831. La guérison s'est soutenue jusqu'à ce jour juillet 1837. (Observation.)

3127. Cancer à la lèvre avec carie profonde de la mâchoire inférieure ; amputation faite en 1829 : guérison de la plaie. Mort de marasme en 1830. (Voyez l'observ.)

3128. Cancer de la lèvre inférieure. (Opéré par M. le docteur Aronssohn.)

3129. Cancer de la lèvre inférieure.

3130. Tumeur encéphaloïde qui était située à la cuisse d'un homme.

3131. Tumeur encépaloïde qui était située sur le dos d'un homme.

3132. Tumeur encéphaloïde de la main gauche. (Voy. Diss. de M. Eug. Cailliot, sur l'Encéphaloïde ; Strasbourg , 1823.)

3133. Tumeur encéphaloïde située au bras droit (de M. D.), extirpée en 1831. Cicatrisation complète ; rechute ; mort de marasme en 1832. (Voyez l'observation.)

3134. Mélanose du cuir chevelu. (Des salles de M. le docteur Marchal.)

3135. Mélanose de la joue. (Id.)

3136. Mélanose de la substance compacte et spongieuse du fémur.

Productions et organisations nouvelles chez les animaux.

3137. Tête de cochon babirousse (*sus babirussa*), dont la défense supérieure pénètre dans le crâne par son extrémité libre. (Cette pièce provient du cabinet de Gronovius, et se trouve décrite dans *Zoophylacii Gronoviani, fasc.* 1; *Lugd. Bat.* 1763.)

3138. Tumeur *sui generis*, située sur le dos d'un poisson (*cyprinus dobula*, meunier. Don de M. le D.ʳ Reisseissen).

3139. Ailes d'une cigogne atteintes de gonflement inflammatoire à l'endroit de l'insertion des plumes. (L'oiseau est mort de cette maladie.)

3140. Gonflement de l'articulation du tarse d'un dindon.

3141. Dilatation avec épaississement d'une corne de la matrice d'un chat.

3142. Intumescence charnue de l'ovaire d'un lièvre.

3143. Ovaire d'une poule changé en hydatides.

3144. Concrétion lamelleuse, retirée de la vessie natatoire d'une carpe.

3145 et 3146. Concrétion penni-graisseuse, retirée du bas-ventre d'une oie; 2 pièces.

Concrétions inorganiques.

Calculs salivaires, pulmonaires, intestinaux, biliaires, urinaires.

3147. Calculs salivaires retirés du canal de Warthon; 3 pièces.

3148. Concrétions gutturales retirées de la glande amygdale.

3149. Concrétions pulmonaires expectorées.

3150. Bézoard oriental de forme ovalaire et de couleur brune, composé de couches superposées.

3151. Bézoard occidental factice.

3152. Bézoard artificiel.

3153 à 3161. Bézoards de cheval de divers formes, grandeurs et poids; 9 pièces (le plus gros pèse neuf livres et demie).

Calculs biliaires classés d'après WALTER.

3162 à 3166. 1.re Classe. Calculs biliaires striés; 5 pièces.

3167 à 3171. 2.e   *id.*   —   —   lamelleux; 5 pièces.

3172 à 3176. 3.e   *id.*   —   —   corticaux; 5 pièces.

Calculs biliaires classés d'après FOURCROY.

3177 à 3180. 1.re Classe. Calculs hépatiques bilieux; 4 variétés.

3181 et 3182. 2.e   *id.*   —   hépat. adipocireux; 2 *id.*

3183 à 3186. 3.e   *id.*   —   cystiques bilieux; 4 *id.*

3187 à 3198. 4.e   *id.*   —   cystiques corticaux; 12 *id.*

3199 à 3208. 5.e   *id.*   —   cystiques adipocireux , solitaires; 10 pièces.

3209 à 3220. 6.e   *id.*   —   cystiques mixtes, adipocireux; 12 variétés.

Calculs urinaires.

Rénaux.

3221 à 3223. Calculs rénaux d'homme; 3 variétés.

3224. Calculs urinaires retirés du rein d'un taureau.

3225. Calcul rénal d'un bœuf.

3226. Grande quantité de calculs de différentes dimensions, renfermés dans un kyste attaché au rein d'une vache.

Vésicaux.

3227 à 3237. Calculs vésicaux sciés, composés en majeure partie d'acide urique et d'urate d'ammoniaque; 11 pièces.

3238 à 3246. Calculs vésicaux sciés; calculs muraux composés d'oxalate de chaux, encroutés de couches, formés de phosphates calcaire et terreux; 9 pièces.

N.ᵒˢ d'ordre.

3247 à 3256. Calculs urinaires sciés, composés en grande partie d'oxalate de chaux; calculs muraux; 10 exemplaires.

3257 et 3258. Calculs prostatiques; 2 variétés.

3259 à 3270. Calculs vésicaux sciés, composés en grande partie de phosphate de chaux, d'ammoniaque et de magnésie; 12 pièces.

3271 à 3276. Calculs urinaires sciés, composés de différentes couches formées d'oxalate de chaux et de phosphate calcaire; 6 pièces.

3277 à 3284. Calculs vésicaux composés d'acide urique, d'urate d'ammoniaque et de phosphate calcaire; 8 pièces.

3285. Concrétion calcaire, retirée de la fosse naviculaire d'un garçon de dix-huit mois.

3286 et 3287. Calculs des veines (phlébolithes) du plexus spermatique interne; 2 pièces.

3288. Pessaire incrusté de matière calcaire. (Il avait séjourné très-longtemps dans le vagin d'une femme atteinte d'une chute de matrice.)

Produits organisés et vivants.

Entozoaires.

Vers intestinaux.

3289. *Tænia solium;* 3 pièces.

3290. *Tænia lata.*

3291. Ascarides lombricoïdes (*ascaris lombricoides;* analysés).

3292. Ascarides vermiculaires (*ascaris vermicularis*).

3293. Trichures { mâles / femelles } (*tricocephalus dispar*).

Vers vésiculaires.

3294. Tænia musculaire (*cysticercus cellulosæ*).

3295. Tænias acéphalocystes avec la poche dans laquelle ils étaient renfermés.

3296 à 3298. Tænias acéphalocystes du foie; 3 pièces.

3299. Kystes hydatoïdes retirés du foie; 2 pièces.

3300. Tænias acéphalocystes retirés d'un kyste hépatique.

3301. Acéphalocystes des reins, rendus avec les urines.

3302. Dragonneau (*filaria medinensis*).

Vers chez les animaux.

3303 à 3312. Tænias de divers animaux; 10 pièces.

3313. Tænias de chien; 5 pièces.

3314. Œsophage d'une brebis, avec des tænias musculaires.

3315. Lombricaux du chien.

3316. Lombrical retiré du canal pancréatique du chien.

3317. Lombrical du cheval.

3318. Lombricaux du chat.

3319. Vers intestinaux de l'alose.

3320. Vers intestinaux d'un boa.

3321. Trichures du lièvre.

3322. Morceau de membrane de l'œuf de la brebis, garni d'échinorhynques.

3323. Douves de la brebis (*fasciola hepatica*).

3324. Arachnoïde de brebis, garnie de vers.

3325. Larves de l'oëstre du cheval (*oestrus equi*).

3326. Dragonneau de l'huître (*filaria ostreæ*).

3327. Vers vésiculaires d'un foie de cochon (*tœnia socialis granulosa*).

3328. Acéphalocystes d'un foie de cochon.

3229. Acéphalocystes d'un foie de cochon avec la membrane coriace commune.

3330. Hydatides retirées du ventre d'une poule.

3331. Kyste hydatoïde retiré du cerveau d'un mouton.

PRÉPARATIONS EN CIRE.

N.^{os} d'ordre.

3332. Cerveau humain entier, avec l'origine des douze paires de nerfs cérébraux.

3333. Coupe du cerveau représentant les deux ventricules latéraux ouverts.

3334. Corps calleux avec la cloison transparente.

3335. Cerveau entier de cheval.

3336. — — de chien.

3337. — — de mouton.

3338. Tête d'un fœtus acrânien qui a vécu deux jours.

3339. La même tête avec le fœtus entier, modelé en cire.

3340. Main gauche affectée d'une énorme encéphaloïde.

3341. Main et pied d'un enfant, difformes par l'effet d'une dartre phlycténoïde.

3342. Rapport entre les veines, les artères, les nerfs et les aponévroses, au pli du coude.

Préparations concernant la structure de l'oreille (8 *pièces*); *savoir :*

3343. Cavité du tympan avec les objets qu'elle renferme, modelés en terre; les diamètres grossis dix fois.

3344. Osselets de l'ouïe séparés, modelés en cire : diamètres grossis dix fois; 5 pièces.

3345. Osselets de l'ouïe en rapport entre eux et avec la membrane du tympan, modelés en cire : diamètres grossis dix fois; 2 pièces.

3346. Labyrinthe modelé en cire; diamètre grossi dix fois.

3347. Organes génitaux de l'hermaphrodite Charles Dürrge, de Berlin. (Fait par lui même.)

N.^{os} d'ordre.

3348. Absence de la paroi antérieure de la région hypogastrique et de la vessie; extroversion de la vessie. (Wilhelminc Schrœder.)

3349. Parties génitales difformes avec extroversion de la vessie.

Collection de champignons comestibles et vénéneux.

Comestibles.

3350. L'oronge vraie (*agaricus cæsareus*).

3351. L'agaric des couches (*agaricus campestris*).

3352. Le mousseron (*agaricus gymnopus*).

3353. La mérule chanterelle (*merulius cantharellus*).

3354. L'*agaricus pratella*.

3355. *Boletus hepaticus.*

3356. *Boletus cinnamomeus.*

3357. *Hydnum repandum.*

Vénéneux.

3358. L'agaric aux mouches (*agaricus muscarius*).

3359. L'oronge ciguë blanche (*agaricus bulbosus*, var. *alba*).

3360. — ciguë jaunâtre (*agaricus bulbosus*, var. *flava*).

3361. — ciguë verte (*agaricus bulbosus*, var. *viridis*).

3362. — visqueuse (*hypophyllum maculatum Paulet*).

3363. — vineuse (*hypophyllum vinosum*).

3364. — croix de Malte (*hypoph. crux melitensis*).

3365. — souris (*hypophyllum anguineum*).

3366. — peaucière de Picardie (*hypophyllum pellitum*).

3367. L'agaric meurtrier (*agaricus necator*).

3368. Le pinceau jaunâtre (*boletus mutabilis*).

3369. Le pinceau rouge (*boletus erythrocephalus*).

3370. La morelle impudique (*phallus impudicus*).

ADDITIONS AU CATALOGUE.

APPAREIL OSSEUX.

N.^os d'ordre.

218 a. Collection d'os déterrés, restés sous terre au moins pendant trois cents ans, retirés de l'ancien cimetière de Saint-Martin, aujourd'hui place Marché aux herbes (Strasbourg, lors du forage pour le puits artésien en 1832).

218 b. Portions d'os retirés d'un tombeau romain, trouvé à Oberhausbergen, près Strasbourg (Alsace), en 1834.

218 c. Mâchoire supérieure, retirée des ruines de Pompéi (donnée par M. le docteur ADERSBACH, mort victime de son zèle pour la médecine des aliénés, à Baltimore [Amérique], en 1828).

261 a. Crâne d'un jeune sujet, avec ossification incomplète.

304 a. Côte fourchue à son extrémité sternale.

357 a. Bassin de femme irrégulier : rétrécissement de la moitié droite du détroit supérieur; cavités cotyloïdes surmontées de crêtes osseuses vers l'intérieur.

357 b. Bassin de femme irrégulier : tous les diamètres du détroit supérieur plus étendus que d'ordinaire.

357 c. Bassin de femme irrégulier : diamètre antéro-postérieur du détroit supérieur et diamètre transversal du détroit inférieur trop grands.

357 d. Bassin de femme : os des îles très-minces et très-évasés.

857 e. Bassin de femme irrégulier : diamètre sacro-pubien, 5 pouces ; diamètres transversal et obliques trop petits.

308 a. Pouces d'adultes fourchus à leurs extrémités.

N.ᵒˢ d'ordre.

609 *a*. Crâne avec dépression considérable, faisant saillie à l'intérieur.

613 *a*. Os des fosses nasales, en partie déprimés, en partie détruits par l'effet d'un fongus developpé dans ces cavités (Clinique, 1834).

618 *a*. Cavité médullaire du péroné élargie dans le milieu de l'os.

631 *a*. Os du crâne très-épais d'un individu de cinquante ans, dont les facultés intellectuelles étaient très-bornées.

710 *a*. Exostose éburnée, mamelonnée (à siége inconnu), sciée en deux; l'une des faces polie.

770 *a*. Carie superficielle de l'os frontal, avec destruction partielle des os propres du nez.

787 *a*. Carie des masses latérales de l'atlas.

850 *a*. Carie de l'articulation iléo-fémorale; perforation de la cavité cotyloïde, au point de laisser passer la tête du fémur, usée et dépouillée de son cartilage d'incrustation.

862 *a*. Carie et nécrose de l'extrémité inférieure du tibia.

674 *a*. *Spina ventosa* (ostiospongiose) d'une grande partie de la calotte du crâne, occasionnée probablement par un fongus de la dure-mère.

690 *a*. Ostéosarcose, *spina ventosa* de l'extrémité inférieure du péroné.

964 *a*. Atlas synostosé avec l'occipital; prolongements osseux à l'arcade semi-circulaire inférieure de l'occipital.

965 *a*. Synostose de toutes les articulations entre la deuxième et la troisième vertèbre cervicale; carie de l'apophyse odontoïde.

969 *a*. Deux vertèbres lombaires unies par des prolongements osseux éburnés.

1015 *a*. Fracture de l'humérus d'une oie.

1017 *a*. Fracture du tibia d'une oie.

1064 *a*. Cubitus d'une oie, garni d'aspérités.

APPAREILS DIGESTIF, NERVEUX, GÉNITAL, ETC.

N.ᵒˢ d'ordre.

1854 a. Morceau de fer avalé par un enfant de deux ans et demi, et rendu par les selles au bout de dix jours.

1968 a. Portion de foie parsemé d'une innombrable quantité de tubercules encéphaloïdes et mélanés, de dimension variable. (Cette pièce provient d'une femme qui avait été opérée, deux ans avant sa mort, d'un fongus mélané du globe de l'œil. La maladie a repullulé au bout d'un an, et l'altération progressive du foie a entraîné la mort.)

2279 a. Concrétions osseuses, adhérentes à la dure-mère.

2671 a. Scrotum énormément distendu par suite d'une hernie volumineuse.

1900 a. Poche formée aux dépens de l'abdomen, et qui renfermait une énorme quantité de liquide séro-purulent. (Enlevée par l'opération; Clinique, 1835.)

1429 a. Concrétion sanguine, avec trace d'organisation, retirée de l'oreillette gauche du cœur.

1675 a. Concrétion osseuse retirée d'une glande thyroïde.

3115 a. Concrétion trouvée dans l'articulation du genou d'un jeune taureau.

2827 a. Fœtus cyclope; un seul œil à la place du nez et surmonté d'une trompe.

2839 a. Fœtus acéphale, sans tête, sans bras, avec hernie ombilicale.

2839 b. Squelette du fœtus acéphale. (Voyez la description.)

2839 c. Organes renfermés dans la cavité du bas-ventre du fœtus acéphale. (Voyez la description.)

N.^{os} d'ordre.

2867 *a.* Organes contenus dans la poitrine et le bas-ventre du fœtus double, réuni par les deux sternums.

1815 *a.* Analyse anatomique de la poulpe commune (*sepia octopodia*).

1815 *b.* Analyse anatomique de l'aphrodite hérissée (*aphrodite aculeata*).

1003 *a.* Hydrocéphale d'un fœtus de cheval.

TABLE
DES MATIÈRES.

FIN.

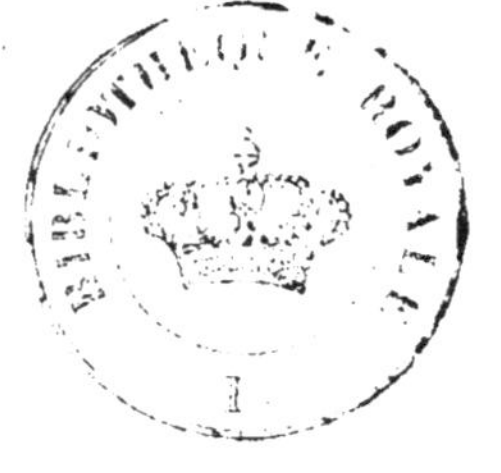

www.ingramcontent.com/pod-product-compliance
Lightning Source LLC
LaVergne TN
LVHW012008170726
843503LV00001B/277